Shikha Sachan
Smriti Tripathi

Programas escolares de saúde dentária

Shikha Sachan
Smriti Tripathi

Programas escolares de saúde dentária

ScienciaScripts

Imprint

Cover image: www.ingimage.com

This book is a translation from the original published under ISBN 978-620-7-46481-4.

Publisher:
Sciencia Scripts
is a trademark of
Dodo Books Indian Ocean Ltd. and OmniScriptum S.R.L publishing group

120 High Road, East Finchley, London, N2 9ED, United Kingdom
Str. Armeneasca 28/1, office 1, Chisinau MD-2012, Republic of Moldova, Europe
Printed at: see last page
ISBN: 978-620-7-24306-8

Índice

INTRODUÇÃO

As escolas constituem um contexto importante para a promoção da saúde, uma vez que atingem mais de mil milhões de crianças em todo o mundo e, através delas, o pessoal escolar, as famílias e a comunidade em geral. [1] Uma saúde oral deficiente pode ter um efeito prejudicial na qualidade de vida das crianças, no seu desempenho escolar e no seu sucesso na vida futura. Embora a maioria das doenças orais seja evitável, nem todos os indivíduos e comunidades beneficiam plenamente das medidas preventivas disponíveis. As crianças em idade escolar não são exceção a esta situação. As crianças são, na maioria das vezes, o principal grupo prioritário.

As mulheres grávidas e lactantes e as crianças em idade pré-escolar são outros grupos a que é dada prioridade em muitos programas de saúde pública. Existem disparidades na saúde oral entre os ricos e os pobres. No entanto, este tipo de disparidade tem de ser minimizado, especialmente no caso das crianças em idade escolar.[2] A saúde das crianças afecta não só o seu desempenho cognitivo na escola, mas também a sua capacidade de frequentar e permanecer na escola ao longo dos anos. As crianças que frequentam as escolas primárias têm mais hipóteses de sobreviver. Uma vez que as crianças são frequentemente as principais vítimas de doenças dentárias, os programas destinados à saúde dentária das crianças em idade escolar são de grande importância para a promoção da saúde oral de uma comunidade. O programa de saúde escolar é um programa de serviços de saúde escolar no âmbito da missão nacional de saúde rural, que foi necessário e lançado para cumprir a visão da missão nacional de saúde rural de prestar cuidados de saúde eficazes à população em todo o país. [3]

Os programas de saúde escolar são um meio económico e poderoso de melhorar a saúde dentária da geração futura. As crianças com má saúde oral têm 12 vezes mais probabilidades de ter dias de atividade restrita.[4]

A saúde escolar é um ramo importante da saúde comunitária. Uma vez que as crianças são as principais vítimas das doenças dentárias, os programas destinados à saúde oral das crianças em idade escolar são de grande importância para a promoção da saúde oral da comunidade. [5]

A saúde oral é fundamental para a saúde e o bem-estar geral. As escolas podem proporcionar um ambiente favorável à promoção da saúde oral. As políticas escolares e a educação para a saúde são imperativas para a obtenção de saúde oral e para o controlo dos comportamentos de risco relacionados com a alimentação e a nutrição.[2] Os serviços de saúde escolar contribuem para os objectivos tanto do sistema educativo como do sistema de saúde. Os programas coordenados de saúde escolar oferecem a oportunidade de prestar os serviços e os conhecimentos necessários para permitir que as crianças sejam alunos produtivos e desenvolvam as competências necessárias para tomar decisões em matéria de saúde para o resto das suas vidas .[1] Uma boca saudável permite a um indivíduo falar, comer e socializar sem sofrer de doença ativa, desconforto ou embaraço.

Mais de 50 milhões de horas de escola são perdidas anualmente devido a problemas de saúde oral que afectam o desempenho escolar das crianças e o seu sucesso na vida futura. [6] A escola constitui uma plataforma eficaz para a promoção da saúde oral, uma vez que atinge mais de mil milhões de crianças em todo o mundo. As mensagens de saúde oral podem ser reforçadas ao longo dos anos escolares, que são as fases mais influentes da vida das crianças e durante as quais se desenvolvem crenças, atitudes e competências para toda a vida.

A prevalência de cáries na infância é de 26,85% das crianças com idades compreendidas entre os 18 e os 36 meses e de 59,37% das crianças com 5 anos que têm cáries.[7] A cárie dentária na dentição decídua pode refletir-se não só na saúde oral da criança, através de uma maior probabilidade de desenvolver cáries subsequentes na dentição permanente, mas também na saúde geral. Crianças com cárie podem ter um crescimento mais lento quando comparadas com crianças sem cárie e algumas delas podem apresentar baixo peso devido à associação com dor durante a alimentação. Por esta razão, é importante uma ação educativa e preventiva para este grupo, que é constituído por crianças, com o objetivo de promover a aprendizagem de hábitos saudáveis e diminuir as taxas de cárie e de doença periodontal e a diminuição do risco de doença no futuro. Educar por esta via é estimular o desenvolvimento de competências, a formação de aptidões e a criação de valores, o que leva o sujeito a agir positivamente em relação à sua saúde oral e à saúde oral dos outros no dia a dia. A educação para a saúde oral das crianças é considerada uma prioridade devido ao elevado risco de cárie nesta idade, bem como às constantes mudanças no ambiente oral, à facilidade de mudar os maus hábitos e à maior facilidade de aprendizagem.[7]

A eficácia do rastreio dentário nas escolas em muitos países tem vindo a ser analisada nos últimos anos. Foi proposto que o rastreio dentário das crianças nas suas escolas alcança o objetivo de "encorajar a frequência dentária e a procura de cuidados" e serve como "um meio de educação para a saúde dentária Na Índia, as crianças constituem cerca de 38-40% da população total e 80% delas têm níveis elevados de doença dentária. O rastreio dentário escolar tem um papel claro na identificação de crianças com doenças não tratadas e encoraja-as a procurar cuidados dentários através da informação comunitária.[8]

Os programas de saúde escolar são programas baseados no terreno que promovem a saúde oral, a prevenção de doenças e o acesso a cuidados dentários para crianças em idade escolar. As actividades educativas sobre saúde dentária são componentes frequentes dos programas de cuidados dentários escolares, mas a sua eficácia raramente tem sido avaliada. A educação para a saúde dentária faz parte do currículo em muitos sistemas escolares em todo o mundo. A lógica é que a prevenção é a chave para controlar a doença dentária, que a cárie e a doença periodontal são largamente evitáveis através do comportamento pessoal e que o ambiente educativo da escola é o local lógico para ensinar práticas de saúde dentária que resultarão numa melhor saúde dentária para as crianças de hoje e para os adultos de amanhã. [9]

Durante a infância e a adolescência, os comportamentos de saúde oral, bem como as crenças e atitudes, desenvolvem-se. As crianças e os adolescentes são receptivos a novas informações, e quanto mais cedo forem estabelecidos bons hábitos orais, maior será o seu impacto. As mensagens sobre como alcançar e manter uma boa saúde oral podem ser reforçadas regularmente ao longo dos anos escolares. As crianças e os adolescentes podem também estar equipados com competências pessoais que lhes permitem tomar decisões saudáveis, adotar estilos de vida saudáveis e lidar com situações stressantes, como os conflitos.

As escolas podem proporcionar um ambiente favorável à promoção da saúde oral. Um ambiente físico seguro no recreio e em toda a escola pode ajudar a reduzir o risco de traumatismo dentário. Se estiverem em vigor políticas e práticas adequadas, podem ser tomadas as medidas necessárias em caso de emergência dentária. [10]

História

A saúde escolar é um ramo importante da saúde comunitária. Os serviços de saúde escolar são um meio económico e poderoso de melhorar a saúde da comunidade e, mais importante ainda, das gerações futuras. O serviço de saúde escolar é um serviço de saúde pessoal. Desenvolveu-se nos últimos 70 anos, passando do conceito mais restrito de exame médico das crianças para o atual conceito mais amplo de cuidados globais de saúde e bem-estar das crianças ao longo dos anos escolares. As escolas têm sido o foco tradicional da educação para a saúde oral baseada na comunidade. Proporcionam um ambiente para a realização eficiente de programas de educação para a saúde, dando acesso a um grande número de crianças. A escola é uma importante agência de socialização secundária, um processo mais formal e distanciado do que a socialização primária, que influencia comportamentos baseados em decisões e não inculcados. [11]

O início dos serviços de saúde escolar na Índia remonta a 1909, quando, pela primeira vez, foram efectuados exames médicos às crianças em idade escolar na cidade de Baroda. O comité Bhore, em 1946, referiu que os serviços de saúde escolar eram praticamente inexistentes na Índia e, nos casos em que existiam, encontravam-se num estado subdesenvolvido. Sir Joseph Bhore era o presidente do comité Bhore, que contava entre os seus membros com alguns dos pioneiros da saúde pública, reuniu-se regularmente durante dois anos e apresentou, em 1946, o seu famoso relatório, que consta de 4 volumes. [12]

Em 1953, o comité do ensino secundário sublinhou a necessidade de exames médicos e de programas de alimentação escolar. Em 1960, o governo da Índia constituiu um comité de saúde escolar para avaliar os padrões de saúde e nutrição das crianças em idade escolar. [5]

Os serviços de saúde escolar contribuem para os objectivos tanto do sistema educativo como do sistema de saúde. Os programas coordenados de saúde escolar oferecem a oportunidade de prestar os serviços e os conhecimentos necessários para permitir que as crianças sejam alunos produtivos e desenvolvam as competências necessárias para tomar decisões em matéria de saúde para o resto das suas vidas.[1]

Os programas de saúde oral escolar foram referidos pela primeira vez em 19th século. William Fisher, um dentista de Inglaterra, foi a primeira pessoa a sentir o elevado risco de cárie e também reparou que havia falta de tratamento na população infantil no final do século XIX. Dedicou muito tempo a campanhas de inspeção e tratamento das crianças nas escolas. Em 1885, publicou um artigo intitulado "Atenção obrigatória aos dentes das crianças em idade escolar". Na sequência disso, a associação dentária britânica nomeou um comité para investigar a saúde dentária das crianças. Os relatórios subsequentes constituíram um passo importante para o início e desenvolvimento de um serviço de saúde dentária escolar.[5]

Durante a década de 1920, registou-se um aumento do interesse pelos programas públicos de cuidados dentários nas escolas. [13] A Nova Zelândia também tem uma longa história de programas de cuidados dentários escolares que foram pioneiros no conceito de enfermeiras dentárias escolares.[14] O plano de enfermeiras dentárias escolares da Nova Zelândia foi estabelecido em 1923 (a formação começou em 1921). Os estímulos para este programa foram a presença de doenças dentárias extensas em crianças. O tratamento das crianças era difícil devido à insuficiência de dentistas e às grandes distâncias entre as comunidades. O governo formou jovens mulheres para serem conhecidas como enfermeiras dentárias escolares, que assegurariam a maior parte do tratamento no serviço dentário escolar. [1]A formação das enfermeiras dentistas decorre durante um período de dois anos. Após a conclusão da formação, cada enfermeira é afetada a uma escola onde é contratada para prestar cuidados dentários regulares. A faixa etária das crianças atendidas pela enfermeira dentista é de 2½-13 anos. Este programa permitiu uma melhoria espetacular da saúde oral das crianças. Sem dúvida que a enfermeira dentista desempenhou um papel importante na prestação de cuidados dentários às crianças em idade escolar.[2]

A década que se seguiu à Primeira Guerra Mundial também assistiu a um reconhecimento crescente do problema da saúde dentária a nível federal. Realizaram-se duas conferências da Casa Branca sobre saúde e proteção infantil em Washington, D.C., uma em 1929 e outra em 1930. Ambas consideraram o problema dos cuidados dentários. A última conferência, em particular, teve uma secção sobre medicina dentária e higiene oral, na qual o Dr. Percy R Howe, então diretor da Forsyth Dental Infirmary para crianças em Boston, propôs um programa para a supervisão dentária periódica contínua e a limpeza dos dentes das crianças, para além da instrução nutricional para prevenir doenças dentárias.[13]

Do mesmo modo, na Malásia, o serviço dentário escolar foi lançado em 1948 e, em 1952, existiam 19 clínicas dentárias escolares. No ano seguinte, os serviços dentários foram integrados nos centros de saúde. Em 1955, foi introduzido o regime do serviço de saúde rural, tendo os serviços dentários alargado a sua cobertura à população rural. O serviço dentário abrange cerca de 92% dos alunos do ensino primário e 60% dos alunos do ensino secundário.[15]

Singapura foi o primeiro país da região asiática a levar a cabo um programa de educação dentária em grande escala. A educação em matéria de cuidados dentários foi introduzida nas escolas, a fim de desenvolver bons hábitos de higiene dentária nas crianças em idade escolar. [15]

Uma nova adição a uma vida escolar saudável tem sido a fluoretação da água da escola numa concentração mais elevada nos locais onde não existe abastecimento público de água para fluoretação comunitária. Horowitz et al. testaram um programa deste tipo a 5 partes por milhão durante um período de 12 anos, com uma redução de cáries de 39%. O serviço de saúde pública dos Estados Unidos, em fevereiro de 1977, informa que 383 escolas em 13 estados estão fluoretadas e servem mais de 124.000 crianças. [13]

Natural Nashers é um programa britânico de educação para a saúde para os primeiros anos do ensino secundário que pode ser aplicado de forma generalizada. As alterações nos conhecimentos e crenças dos alunos foram medidas através de questionários auto-preenchidos, as alterações na higiene oral através de avaliações do estado gengival das crianças, a opinião dos professores através de um questionário. Verificaram-se algumas melhorias nos conhecimentos quando os conhecimentos e as atitudes eram fracos no início (Craft e Holloway, 1983

Gleam team é um programa flexível de educação para a saúde dentária selecionado pelo professor para escolas infantis. O objetivo do programa é promover nas crianças do ensino pré-escolar uma consciência sobre o valor dos seus dentes e as escolhas envolvidas na obtenção de uma boa saúde dentária (Towner, 1984).[11]

Cronologia dos programas de saúde dentária escolar

1918- O primeiro artigo científico que aborda a necessidade de um programa escolar de educação para a saúde dentária foi apresentado à North Carolina Dental Society. [5]

1949-57 - A secção de saúde dentária do departamento de saúde do Minnesota supervisionou um programa de saúde dentária escolar de demonstração em Askov.[5]

1965- Foi iniciado um programa nacional de ensino pré-escolar nos EUA.[5]

1968- Programa de encaminhamento adicional para a saúde escolar (SHARP) instituído em Filadélfia.[5]

1970- A Sociedade Dentária da Carolina do Norte aprovou resoluções que defendem um forte programa preventivo de doenças dentárias que inclui a fluoretação das escolas e da comunidade.[5]

1971- Aprender sobre a sua saúde oral é um programa completo que abrange conceitos dentários actuais.[5]

1973— Frank. E. Law definiu a extensão do problema das doenças dentárias na Carolina do Norte.[5]

1974- 76 - O programa Tattle tooth foi desenvolvido como um esforço de cooperação entre a organização profissional de saúde oral do Texas .[2]

1989- O Gabinete de Saúde Dentária desenvolveu o programa Tattle tooth 2.[2]

1993 - Início dos programas de saúde pública dentária em todo o estado da Carolina do Norte.[2]

1995 - A Organização Mundial de Saúde lançou a Iniciativa Global de Saúde Escolar.[16] 2001 - O Ministério Federal da Saúde e o Ministério Federal da Educação, em colaboração com a Organização Mundial de Saúde, deram o primeiro passo ao efectuarem uma Avaliação Rápida do Sistema de Saúde Escolar na Nigéria para determinar o estado da saúde escolar.[17]

2005-2012 - O Governo da Índia iniciou o programa de saúde escolar no âmbito da Missão Nacional de Saúde Rural (NRHM) da Índia. O programa de saúde escolar é um programa para o serviço de saúde escolar ao abrigo da Missão Nacional de Saúde Rural, que foi necessário e lançado para cumprir a visão da Missão Nacional de Saúde Rural para fornecer cuidados de saúde eficazes à população em todo o país. Também se centra na integração eficaz das preocupações de saúde através de uma gestão descentralizada a nível distrital com determinantes da saúde como o saneamento, a higiene, a nutrição, a água potável, o género e a preocupação social. O programa de saúde escolar pretende abranger 12 88 750 escolas públicas e privadas, cobrindo cerca de 22 milhões de estudantes em toda a Índia. [18]

Necessidade e importância dos programas de saúde dentária nas escolas

A população da Índia é de 1 270 272 105 (1,237 mil milhões) em 21/12/2013. E 40% das crianças em idade escolar sofrem de doenças orais. [19]

De acordo com a Organização Mundial de Saúde, foi registada uma vasta gama de perturbações orais nesta população-alvo, que são as seguintes[20]

Cáries dentárias

Em todo o mundo, 60-90% das crianças em idade escolar têm cáries dentárias, que frequentemente provocam dor e desconforto.

Doença periodontal

A doença periodontal (gengiva) grave, que pode resultar na perda de dentes, afecta 15 a 20% das crianças em idade escolar.

Traumatismo oro-dentário

Em todo o mundo, 16-40% das crianças com idades compreendidas entre os 6 e os 12 anos são afectadas por traumatismos dentários devido a parques infantis inseguros, escolas inseguras, acidentes rodoviários ou violência.

Noma

O noma é uma lesão gangrenosa que afecta crianças pequenas que vivem em condições de extrema pobreza, principalmente em África e na Ásia. As lesões são doenças gengivais graves seguidas de necrose (morte prematura de células num tecido vivo) dos lábios e do queixo. Muitas crianças afectadas pelo noma sofrem de outras infecções, como o sarampo e o VIH. Sem qualquer tratamento, cerca de 90% destas crianças morrem.

Fenda labial e palatina

As malformações congénitas, como a fenda do lábio e do palato, ocorrem em cerca de um por cada 500-700 de todos os nascimentos. Esta taxa varia substancialmente consoante os diferentes grupos étnicos e zonas geográficas.[19]

Maloclusão [21]

A má oclusão refere-se a qualquer grau de contacto irregular dos dentes do maxilar superior do seu filho com os dentes do maxilar inferior. Isto inclui sobremordidas, mordidas inferiores e mordidas cruzadas, bem como apinhamento dos dentes do seu filho.

Embora cerca de 90 por cento das crianças em idade escolar tenham algum grau de má oclusão, apenas cerca de 10 a 15 por cento destas têm uma má oclusão grave que requer tratamento. A maioria das crianças procura tratamento para a má oclusão por razões estéticas e não médicas.

Lesões pré-cancerosas [22, 23]

Na Índia, 30% a 40% de todos os cancros registados são cancros orais, uma prevalência notavelmente elevada que está intimamente associada a várias formas de consumo e mastigação de tabaco. Uma análise de 986 crianças em idade escolar numa zona rural da Índia Central revelou leucoplasia, eritroplasia e fibrose do sub-muco, glossite romboide mediana, candidíase e líquen plano. Os indícios de um início precoce do hábito de fumar tabaco sem combustão e os relatos de um aumento da prevalência de cancros orais precoces entre as crianças suscitam sérias preocupações quanto a uma epidemia iminente de cancro oral nesta população. A incidência etária do cancro oral na Índia está a diminuir e é significativamente inferior à registada no resto do mundo.[23]

A necessidade do programa também se deve ao facto de os anos escolares abrangerem um período que vai da infância à adolescência. Estas são fases influentes na vida das pessoas, em que estão a ser desenvolvidos comportamentos sustentáveis ao longo da vida relacionados com a saúde oral, bem como crenças e atitudes. As crianças também podem ser dotadas de competências pessoais que lhes permitam tomar decisões saudáveis e adotar um estilo de vida saudável.

As escolas podem proporcionar um ambiente favorável à promoção da saúde oral. Por exemplo, o fornecimento de água potável e de instalações sanitárias é essencial para as actividades de escovagem de dentes nas escolas.

É evidente que mais vale prevenir do que remediar. A doença oral é uma das doenças relacionadas com o comportamento mais dispendiosas. As doenças orais infantis, se não forem tratadas, podem provocar danos irreversíveis, dor, desfiguração, problemas de saúde gerais mais graves, perda de tempo escolar, baixa autoestima e má qualidade de vida. [2]

Escolas promotoras de saúde

A Iniciativa Mundial de Saúde Escolar da OMS, lançada em 1995, procura mobilizar e reforçar as actividades de promoção e educação para a saúde a nível local, nacional, regional e mundial. A iniciativa foi concebida para melhorar a saúde dos estudantes, do pessoal escolar, das famílias e de outros membros da comunidade através das escolas.

O objetivo da Iniciativa Global de Saúde Escolar da OMS é aumentar o número de escolas que podem ser verdadeiramente designadas como "Escolas Promotoras de Saúde". Embora as definições variem, consoante as necessidades e as circunstâncias, uma Escola Promotora de Saúde pode ser caracterizada como uma escola que reforça constantemente a sua capacidade como um ambiente saudável para viver, aprender e trabalhar.

A orientação geral da Iniciativa Global de Saúde Escolar da OMS é guiada pela Carta de Ottawa para a Promoção da Saúde (1986); a Declaração de Jacarta da Quarta Conferência Internacional sobre Promoção da Saúde (1997); e a Recomendação do Comité de Peritos da OMS sobre Educação e Promoção da Saúde Escolar Abrangente (1995). [24]

A escola promotora de saúde pode ser caracterizada como uma escola que reforça constantemente a sua capacidade de ser um ambiente saudável para viver, aprender e trabalhar.

Promove a saúde e a aprendizagem com todas as medidas ao seu dispor. Envolve funcionários da saúde e da educação, professores, alunos, pais e líderes comunitários nos esforços de promoção da saúde.

- Esforça-se por proporcionar um ambiente saudável, educação para a saúde escolar e serviços de saúde escolar, juntamente com projectos comunitários escolares e de proximidade, programas de promoção da saúde para começar: programas de nutrição e segurança alimentar, oportunidades de educação física e recreação e programas de aconselhamento, apoio social e promoção da saúde mental.
- Implementa políticas, práticas e outras medidas que respeitam a autoestima dos indivíduos, oferece múltiplas oportunidades de sucesso e reconhece os bons esforços e intenções, bem como as realizações pessoais.

' Esforça-se por melhorar a saúde do pessoal escolar, das

famílias e dos membros da comunidade, bem como dos alunos; e trabalha com os líderes da comunidade para os ajudar a compreender como a comunidade contribui para a saúde e a educação. [2]

As escolas têm uma grande influência no estado de saúde dos jovens e há muitos anos que existem programas de educação para a saúde nas escolas. A falta de provas do impacto positivo a longo prazo destes programas levou ao desenvolvimento de uma nova abordagem à promoção da saúde nas escolas - Escolas Promotoras de Saúde. Trata-se de uma abordagem global de toda a escola que incorpora os princípios da Carta de Otava e que atraiu um grande interesse e empenhamento a nível internacional, nacional e estatal. [25]

O conceito de escola promotora da saúde incorpora uma abordagem holística e global da promoção da saúde pessoal e comunitária. Os sistemas de atribuição de prémios para escolas saudáveis, que estão a aumentar, são vistos como uma forma de ajudar as escolas a tornarem-se promotoras da saúde.[26]

Calendário de aplicação

Com raízes num seminário de 1980, a Rede Europeia de Escolas

Promotoras de Saúde teve início em 1992. Posteriormente, a Iniciativa Global de Saúde Escolar começou em 1995, seguida em 1996 pela Rede de Promoção da Saúde de Mega Países. A Mega Network engloba os 11 países mais populosos do mundo e incentiva a adoção dos verdadeiros princípios das Escolas Promotoras de Saúde, facilitando a comunicação e dispersando a investigação consolidada por todos os países.

Atualmente, as Escolas Promotoras de Saúde existem em 40 Estados-Membros da Região Europeia da OMS, nos 11 países membros da Mega Country Network (Bangladesh, Brasil, China, Índia, Indonésia, Japão, México, Nigéria, Paquistão, Federação Russa e EUA), em pelo menos 32 países em África e em vários outros países em todo o mundo, nomeadamente na Região do Pacífico Ocidental e na Região das Américas da OMS.

Avaliação da escola promotora de saúde

Foram criados programas nas seis regiões; no entanto, as redes e os recursos são limitados, exceto na Região Europeia da OMS.

A avaliação das iniciativas das Escolas Promotoras de Saúde aponta vários pontos fortes e fracos dos programas. Globalmente, os programas mais bem sucedidos e sustentáveis incluem:

- Apoio escolar total;
- Apoio externo, como o de funcionários locais, ONG e membros da comunidade, e parcerias multissectoriais;
- Planeamento a longo prazo.

Alguns dos maiores desafios enfrentados pelos programas Escolas Promotoras de Saúde giram em torno da falta de fiabilidade do financiamento e dos recursos, da longa duração necessária para criar uma mudança duradoura e da pertinência da abordagem, uma vez que cada escola precisa de abordar questões específicas para que o programa seja "adequado". [27]

Elementos dos programas de saúde dentária escolar

1) Melhorar as relações com a comunidade escolar
2) Realização de inspecções dentárias
3) Educação para a saúde
4) Fluoreto
5) Rastreio dentário
6) Selantes dentários
7) Encaminhamento para cuidados dentários
8) Acompanhamento da inspeção dentária

1) Melhorar as relações entre a comunidade escolar - Um dos primeiros passos na organização de um programa de saúde dentária é a formação de um conselho comunitário de saúde dentária. Este deve incluir uma ampla representação de pais, professores, agentes de saúde, líderes comunitários, administradores da escola e profissionais de medicina dentária. Os comités são importantes para melhorar as relações entre a escola e a comunidade e fazer com que as pessoas se apercebam da importância da saúde dentária e da preocupação da administração da escola na promoção da saúde oral. [5]

2) Realização de inspecções dentárias - Numa situação em que a extensão das doenças dentárias entre as crianças em idade escolar é de 95% ou mais, um programa de inspeção dentária torna-se uma questão de debate.

Benefícios das inspecções dentárias escolares:

a) Serve de base para o ensino da saúde dentária nas escolas.

b) Cria uma atitude positiva na criança em relação ao dentista e aos cuidados dentários.

c) A criança está motivada para procurar cuidados profissionais adequados.

d) Professores, estudantes e dentistas preocupados com a saúde dentária podem utilizar a inspeção dentária como experiência de apuramento de factos.

e) Fornece informações sobre o estado das necessidades dentárias para planear um bom programa de saúde dentária. [5]

3) Educação para a saúde - Todas as crianças recebem educação para a saúde. São fornecidas informações práticas para promover comportamentos saudáveis. Algumas características da educação incluem:

- Financiamento de subvenções para apoiar a aquisição de ferramentas e material didático.
- **Currículo impresso**: Um currículo abrangente e sequencial alinhado com os resultados de aprendizagem de maine.
- Ferramentas de instrução, como cartazes, vídeos, panfletos, modelos e tubos de instrução, bem como assistência técnica do programa de saúde oral. [1]

4) Flúor - O Departamento de Saúde apoia o flúor como uma prática baseada em evidências para prevenir a cárie dentária. Os níveis de flúor no nosso abastecimento de água não estão atualmente a um nível que seja benéfico para reduzir a cárie dentária. Programas de tabletes de flúor são usados em comunidades onde a água não é fluoretada para que as crianças ainda possam se beneficiar do uso de flúor.[28] O enxaguamento com flúor é dado semanalmente às crianças com a autorização dos pais. O enxaguamento bucal é enxaguado durante um minuto e cuspido. Fortalece e protege os dentes que já estão presentes na boca.

Os programas de bochechos com flúor nas escolas têm sido usados há muitos anos como uma estratégia de prevenção de cáries baseada na comunidade. Os bochechos com flúor contendo uma concentração de 0,2% de fluoreto de sódio são prescritos para programas semanais de bochechos com flúor nas escolas. Outros ingredientes podem incluir sacarina, sorbato de potássio, água purificada, aroma, ácido cítrico e corantes. Os enxaguantes bucais com flúor são aprovados como agente preventivo de cáries pela Food and Drug Administration, CDC e American Dental Association.[29]

Os enxaguantes bucais com flúor funcionam da mesma forma que outros fluoretos tópicos, aumentando as concentrações de flúor na saliva, na placa bacteriana e no esmalte. As provas laboratoriais e epidemiológicas actuais indicam que o efeito predominante do flúor é pós-eruptivo e tópico, e que o efeito depende da disponibilidade regular de flúor.[30]

A utilização de bochechos com flúor por crianças com idade igual ou superior a seis anos não as coloca em risco de fluorose do esmalte. Aos seis anos de idade, a maioria das crianças pode enxaguar e cuspir com pouca ou nenhuma ingestão, o que faz do enxaguamento um bom método para

fluoreto tópico. Os enxaguamentos com flúor não são recomendados para crianças com menos de seis anos porque algumas crianças pequenas podem engolir o enxaguamento em vez de o cuspir.[29]

5) **Rastreio dentário - o** rastreio dentário é efectuado por cada programa de saúde oral escolar financiado, pelo menos uma vez em cada ciclo de subvenção de cinco anos. Os rastreios dentários ajudam a identificar as crianças que necessitam de cuidados dentários.

6) **Selantes dentários** - A colocação de selantes de fossas e fissuras é ideal para um programa escolar. A colocação de selantes, quando associada a uma aplicação subsequente de flúor (para além do programa de bochechos com flúor ou de pastilhas de flúor da sala de aula), ajuda a proporcionar uma proteção contínua de todo o dente. 5

Os selantes actuam como uma barreira física, impedindo que as bactérias causadoras de cáries entrem nos sulcos profundos difíceis de limpar, onde ocorre 90% de todas as cáries dentárias em crianças em idade escolar. Os selantes dentários são aplicados mais frequentemente nos primeiros e segundos molares permanentes logo após a erupção, porque estes dentes estão em maior risco de cárie. A aplicação de selantes dentários provou ser um meio seguro e eficaz para prevenir a cárie dentária (cárie dentária), bem como para remineralizar ou parar a progressão de lesões cariosas precoces. De facto, os selantes são considerados 100% eficazes desde que fiquem completamente retidos nos dentes. Existem dois factores importantes que influenciam a retenção do selante. O primeiro é a utilização de um material de selante adequado.

Os selantes à base de resina são a primeira escolha de material para selantes dentários devido às suas elevadas taxas de retenção; por conseguinte, todos os programas escolares devem utilizar material de selante à base de resina. O segundo fator que tem impacto na retenção é a capacidade de manter o dente seco durante a colocação do selante. Isto é mais complicado de avaliar porque está relacionado com muitos factores, incluindo a competência do operador, os procedimentos e o equipamento, bem como a cooperação da criança. Espera-se que os programas escolares de selantes mantenham uma taxa de retenção de mais de 80% dos selantes colocados. [31]

O plano de ação para o programa de saúde dentária depende das circunstâncias ou de acordo com as necessidades. Por exemplo, nas escolas onde o abastecimento de água da comunidade é deficiente em fluoretos, a componente preventiva ideal do programa de saúde dentária incluiria

- Um projeto de fluoretação da água das escolas;
- Um programa de controlo dos hidratos de carbono;
- Escovagem de dentes supervisionada na sala de aula;
- Um programa de exames dentários;
- Um programa de aplicação tópica de flúor

Nas escolas onde o abastecimento de água contém quantidades adequadas de flúor, o programa dentário preventivo ideal incluiria:

- Um programa de controlo dos hidratos de carbono;
- Escovagem de dentes supervisionada na sala de aula;
- Um programa de exames dentários;

7) Encaminhamento para cuidados dentários - Em algumas escolas, os cuidados dentários são prestados na própria escola. Muitas escolas, onde não existe ajuda para este programa, têm de encaminhar as crianças para o dentista da sua escolha para um tratamento dentário adequado. Uma dor de dentes nunca deve ser tratada na escola! Se a enfermeira da escola colocar um algodão embebido em eugenol na cavidade de uma criança e parar a dor, os pais não vêem a criança com dores e concluem que a escola tratou do problema dentário. Não compreendem que esse tratamento de emergência não é uma cura. A maior parte da legislação escolar exige que os pais sejam notificados por escrito dos defeitos que podem ser corrigidos. [5]

Referência geral -

Um programa que provou ser eficaz em muitas escolas é o encaminhamento das crianças para os dentistas da família. Neste programa, todas as crianças recebem cartões de encaminhamento para levar para casa e, posteriormente, para o dentista, que assina os cartões após a conclusão do exame, do tratamento ou de ambos. Os cartões assinados são depois devolvidos à enfermeira da escola ou ao professor da turma, que desempenha um papel importante no acompanhamento das consultas com a criança e os pais.

8) Acompanhamento da inspeção dentária:

A mera emissão de boletins de encaminhamento para as crianças após a inspeção dentária terá pouco valor se não forem tomadas medidas para tornar claro que a escola está interessada na correção dos defeitos. Para tal, é necessário um bom sistema de acompanhamento. Este deve estar a cargo de uma pessoa em cada escola, uma vez que o que é da conta de todos depressa se torna da conta de ninguém. O higienista dentário é a pessoa mais indicada para efetuar esses exames de acompanhamento. Os professores da turma também podem fazer este trabalho, mas é importante que alguém dos serviços de saúde escolar coordene os esforços dos vários professores e faça os contactos adicionais que forem necessários com os pais das crianças. [5]

Objetivo dos programas de saúde dentária em meio escolar

A Saúde Pública Dentária é a especialidade da medicina dentária que promove a saúde oral, bem como a prevenção e o controlo das doenças dentárias. A Associação Americana de Dentisteria de Saúde Pública identifica várias formas de os dentistas de saúde pública promoverem a saúde oral: avaliando as necessidades de saúde oral da comunidade, desenvolvendo e implementando políticas de saúde oral e fornecendo programas e serviços que abordam questões de saúde oral.

Quase todas as doenças orais podem ser prevenidas, no entanto, doenças como a cárie ou "cavidades" continuam a ser a doença crónica mais comum em crianças dos cinco aos 17 anos nos EUA e em todo o mundo. Com o aumento das ligações entre a saúde oral e a saúde sistémica, é cada vez mais importante para os dentistas de saúde pública educar a comunidade sobre questões de saúde oral. [32]

A American Dental Association, nos seus "objectivos de um programa de saúde dentária comunitária", apresenta os seguintes objectivos para os serviços dentários escolares:

(1) Ajudar todas as crianças em idade escolar a compreender a importância de uma boca saudável.

(2) Ajudar todas as crianças em idade escolar a compreender a relação entre a saúde dentária e a saúde geral e a aparência.

(3) Incentivar a observância de práticas de saúde dentária, incluindo cuidados pessoais, cuidados profissionais, alimentação correcta e hábitos orais.

(4) Recorrer à ajuda de todos os grupos e organismos interessados na promoção da saúde escolar.

(5) Correlacionar as actividades de saúde dentária com o

programa global de saúde escolar.

(6) Estimular o desenvolvimento de recursos para tornar os cuidados dentários acessíveis a todas as crianças.

(7) Estimular os dentistas a prestar serviços de saúde adequados para crianças. [5]

Objetivo dos programas escolares de saúde dentária:

- Aumentar a proporção de crianças que utilizam o sistema de saúde oral todos os anos.
- Aumentar a proporção de centros de saúde escolares com uma componente de saúde oral.
- Aumentar a proporção de crianças e adolescentes com baixos rendimentos que recebem serviços dentários preventivos todos os anos.
- Reduzir a prevalência de crianças e adolescentes com cáries dentárias não tratadas.
- Reduzir a proporção de crianças e adolescentes que têm cáries dentárias nos seus dentes primários ou permanentes.[1]

Os objectivos do Programa Mundial de Saúde Oral da OMS, um dos programas técnicos do Departamento de Doenças Crónicas e Promoção da Saúde (CHP), foram reorientados de acordo com a nova estratégia de prevenção de doenças e promoção da saúde. É dada maior ênfase ao desenvolvimento de políticas globais de promoção da saúde oral e de prevenção das doenças orais, coordenadas de forma mais eficaz com outros programas prioritários do Departamento de Doenças Crónicas e Promoção da Saúde e outros grupos e com parceiros externos.

Vários princípios constituem a base do trabalho efectuado. O Programa de Saúde Oral da OMS trabalha com o desenvolvimento de políticas de saúde oral para um controlo eficaz dos riscos para a saúde oral, com base na abordagem dos factores de risco comuns. A tónica é colocada nos comportamentos de risco modificáveis relacionados com a dieta, a nutrição, o consumo de tabaco e o consumo excessivo de álcool, e a higiene.

O programa estimula o desenvolvimento e a execução de projectos de demonstração orientados para a comunidade, com vista à promoção da saúde oral e à prevenção das doenças orais, centrando-se nos grupos populacionais desfavorecidos e pobres dos países desenvolvidos e em desenvolvimento. [33]

O objetivo do programa de saúde dentária é desenvolver hábitos de saúde oral na população para que os dentes, a boca e os maxilares possam ser mantidos e funcionar durante toda a vida.

Os objectivos incluem, portanto, aspectos de comportamento, sistemas de cuidados e saúde. Os meios utilizados para atingir os objectivos são a promoção da saúde, a prevenção, as consultas regulares e o tratamento dentário das doenças orais. É também dada grande importância às necessidades individuais e ao contacto com as pessoas-chave associadas aos cuidados das crianças. [3]

Políticas de saúde dentária nas escolas

O sistema escolar deveria ter um dentista nomeado como consultor. Uma das primeiras actividades do consultor deveria ser o estabelecimento de políticas de saúde dentária escolar. A maioria das escolas tem políticas de saúde escolar, mas poucas definem políticas específicas de saúde dentária. As políticas de saúde dentária definidas na maioria das políticas de saúde dentária das escolas são necessariamente condensadas e breves e não têm em consideração muitos aspectos importantes dos programas de saúde dentária escolar.

Eis alguns exemplos de elementos a considerar como saúde dentária

- Deve ser estabelecido um programa de exame pessoal. A melhor forma de o fazer é através de um dentista de família. Este programa ajuda a garantir o início precoce dos cuidados dentários periódicos.
- Deve ser mantido um relatório do estado de saúde dentária juntamente com um registo de saúde cumulativo de cada criança doente.
- O exame dentário periódico deve ser encorajado pela

escola através de um programa de educação para os pais e para a criança.

- O dentista e a administração da escola devem elaborar políticas para lidar com emergências dentárias que surjam em ou durante actividades extra-curriculares.
- Deve ser nomeado um representante da sociedade dentária local como consultor do programa de saúde dentária escolar.
- Deve ser considerada a possibilidade de dar aos alunos tempo durante o horário escolar para irem às consultas dentárias, especialmente se não houver outro horário disponível.
- As escolas devem ser fortemente encorajadas a eliminar a venda de rebuçados e bebidas açucaradas nas escolas. A sociedade dentária deve ser fundamental para ajudar a estabelecer um programa escolar de alimentos e bebidas que contribua para as necessidades nutricionais da criança.
- As sociedades dentárias devem colaborar com as escolas na criação de um programa de proteção da boca para os

atletas.

- As autoridades dentárias devem trabalhar com outras agências comunitárias em actividades como o apoio a um programa de fluoretação, encorajando a aplicação tópica de flúor em áreas rurais onde o sistema de água não pode ser facilmente fluoretado e desenvolver uma política de cuidados dentários para crianças desfavorecidas e deficientes.
- Nas zonas rurais, onde o sistema não pode ser fluoretado facilmente, o abastecimento de água às escolas pode ser fluoretado. O nível ótimo é de quatro a cinco vezes para a fluoretação comunitária na área.

- As políticas operacionais específicas devem ser estabelecidas pela sociedade dentária local. Estas podem incluir programas de escovagem de dentes e programas de inspeção e encaminhamento dentários. Estes são valiosos para fornecer uma estimativa das necessidades e dos problemas do grupo, para facilitar o planeamento comunitário para responder a estas exigências e para fornecer os dados de base necessários à avaliação do programa de saúde dentária. [5]

Exemplos de políticas de saúde escolar relacionadas com a saúde oral [1,34]

1) Ambiente escolar saudável

- Edifícios escolares e recintos de jogos seguros e bem concebidos para prevenir lesões e evitar a "síndrome do edifício doente"
- Não fumar nas instalações da escola
- Fluoretação
- Proibição da venda de alimentos e substâncias não saudáveis nas imediações da escola
- Água potável e boas instalações sanitárias
- Um ambiente psicossocial atencioso e respeitador

2) Alimentação saudável

- Os alimentos saudáveis devem estar disponíveis na cantina

da escola

- Na cantina da escola só são servidas refeições nutritivas

- Promoção de frutas e legumes 5 por dia
- Fontes de água potável em toda a escola
- Formação para cozinheiros e fornecedores

- Avaliação do estado nutricional

3) Sem açúcar

- Proibição de alimentos e bebidas açucarados nas instalações da escola

4) Sem álcool

- Proibição do consumo de álcool nas instalações da escola

5) Não fumar

- Proibição de fumar nas instalações da escola
- Serviços de cessação do tabagismo e aconselhamento

6) Educação para a saúde oral

- A educação para a saúde oral deve fazer parte de todas as disciplinas do currículo escolar
- Exercícios diários supervisionados de escovagem dos dentes

- Formação para pais sobre boa saúde oral
- Formação do pessoal escolar

7) Serviços de saúde oral

- Trabalhar em estreita colaboração com os prestadores de serviços de saúde oral a nível central ou local
- Lidar com emergências dentárias
- Controlo das queixas relacionadas com a saúde oral e o absentismo
- Formação do pessoal escolar

8) Lesões orais

- Prevenção de acidentes
- Protocolo claro das acções vitais a realizar sem demora
- Monitorização da incidência de traumatismos orais

9) Exercício físico

- Compromisso de fornecer instalações seguras para o treino no desporto

- O exercício físico e a educação física são uma parte obrigatória do currículo escolar
- Um protocolo sobre desportos seguros, por exemplo, utilização de protecções bucais

Uma política de nutrição escolar coordenada, nomeadamente no âmbito de uma política global de saúde escolar, garante que os alunos recebem mensagens de educação nutricional que são reforçadas em todo o ambiente escolar.

Por exemplo, uma política deste tipo abordaria as aulas de educação nutricional; o almoço e o pequeno-almoço na escola; os lanches e as festas na sala de aula; a utilização de alimentos para recompensar ou disciplinar; e os alimentos vendidos em máquinas de venda automática, nas lojas da escola, nos snack-bares, em eventos desportivos e actividades especiais, e como parte de actividades de angariação de fundos. O ambiente escolar pode influenciar fortemente as atitudes, preferências e comportamentos dos alunos em relação à alimentação. [35]

O Departamento de Política e Epidemiologia da

Saúde Oral dedica-se à formação de dentistas de saúde pública para (a) liderar equipas interdisciplinares na realização de investigações sobre os factores de risco das doenças orais e a sua relação com as doenças sistémicas, (b) utilizar métodos de investigação para estudar os resultados dos serviços dentários em termos de saúde e (c) tornar-se líderes na saúde oral nacional e internacional.[36]

Etapas do planeamento de um programa de saúde dentária escolar

As etapas do planeamento de uma ação de saúde

dentária escolar

programas são:

1) Envolvimento de uma equipa de saúde escolar e de um comité consultivo da comunidade

2) Realização de uma análise da situação

3) Obtenção da fonte de dados

4) Estabelecer compromissos e políticas

5) Estabelecer políticas de apoio à escola

6) Obter o apoio e o empenhamento dos pais

7) Definição de metas e objectivos

1) Criação de uma equipa de saúde escolar/comité consultivo comunitário

Equipa de saúde escolar - A equipa de saúde escolar é um grupo de pessoas que se comprometem a trabalhar em conjunto para promover a saúde de todas as pessoas que trabalham e aprendem na escola.

Idealmente, a equipa de saúde escolar deve ter entre 8 e 14 membros. A equipa é responsável pela gestão, coordenação e acompanhamento das políticas de promoção da saúde e do plano de ação e pelo estabelecimento de ligações com o pessoal educativo distrital, os funcionários locais da saúde e o pessoal a nível ministerial.

Comité consultivo comunitário -

O comité consultivo da comunidade é composto por membros ou líderes da comunidade em geral que estão em melhores condições de aconselhar e prestar apoio à escola.

Os membros da comunidade fomentam boas relações entre a escola e a comunidade em geral, reforçando o impacto das intervenções de promoção da saúde oral.

2) Análise da situação

O objetivo da análise da situação é avaliar as necessidades, os recursos e as condições que são relevantes para o planeamento e o desenvolvimento de uma escola promotora de saúde.

As informações necessárias incluem

- Estado atual de saúde e saúde oral das crianças .
- Comportamentos e outros factores-chave relacionados com a saúde e a doença oral.
- Crenças, conhecimentos, atitudes e comportamentos em matéria de saúde oral.
- Programas e actividades existentes na escola e na comunidade local.
- Recursos disponíveis na escola e na comunidade.

3) Fonte de dados

- Registos escolares, observações, pessoal escolar, pais e organizações locais.
- Dados das autoridades de saúde; uma lista de verificação dos serviços disponíveis na escola, bem como os tipos e a frequência das actividades.
- Inquérito por amostragem aos membros da comunidade; discussão em grupo com os líderes da comunidade
- Observações, questionários estruturados ou lista de controlo,

tipos e qualidade dos alimentos e bebidas na cantina / snack-bar móvel e máquinas de venda automática nas instalações da escola.

4) compromisso e políticas

É imperativo o empenhamento e o apoio dos departamentos governamentais competentes, em especial das autoridades de saúde e de educação. O êxito das intervenções de promoção da saúde oral depende também da dedicação e do envolvimento dos alunos, dos pais, dos professores e da comunidade.

5) Políticas de apoio à escola

As políticas escolares de apoio são componentes essenciais de uma escola promotora de saúde. As políticas devem ser documentos breves e simples que forneçam um quadro de apoio detalhando a lógica, os objectivos e as orientações para o desenvolvimento, a implementação e a avaliação das actividades de promoção da saúde oral na escola.

6) Apoio e empenhamento dos pais

Os pais influenciam diretamente a saúde oral dos seus filhos ao proporcionarem um ambiente doméstico propício à saúde oral. Através da socialização primária, transmitem normas e servem de modelo. O seu contributo para a monitorização das práticas de higiene oral e dos comportamentos alimentares das crianças em casa é fundamental.

O apoio dos pais pode ser mobilizado através do PTM, dos directores das escolas e, se necessário, de uma reunião especial na escola.

8) Definição de metas e objectivos

- Proporcionar um ambiente escolar físico, organizacional e psicossocial favorável à saúde oral dos alunos, dos professores e do pessoal escolar, bem como das famílias e da comunidade.
- Reduzir os factores de risco associados à saúde oral

Melhorar os conhecimentos e as atitudes em matéria de saúde oral.

Para desenvolver competências e comportamentos para uma boa saúde oral, os programas escolares abrangentes devem incluir

- Ambiente escolar saudável
- Educação sanitária nas escolas
- Serviços de saúde escolar
- Serviços de nutrição e alimentação
- Educação física e desporto
- Saúde mental e bem-estar
- Promoção da saúde do pessoal escolar
- Relação e colaboração com a comunidade escolar

Tipos de programas de saúde dentária escolar

1) Aprender sobre a sua saúde oral
2) Save Our Smiles (programa de rastreio e selagem)
3) Programa Tattle tooth 1
4) Programa Tattle tooth 2
5) Programa Theta
6) Programa de saúde dentária para crianças do Yukon
7) Educação para a saúde dentária Askov
8) O programa de saúde oral nas escolas do Maine
9) Programa de Auxiliar de Saúde Dentária do Alasca
10) Programa de saúde pública dentária a nível do estado da Carolina do Norte

Aprender sobre a sua saúde oral

Desenvolvimento

Foi desenvolvido pela ADA e pelo seu consultor em resposta a um pedido da assembleia de delegados da ADA em 1971. Tratava-se de um programa abrangente que cobria as escolas pré-escolares, primárias e secundárias. O objetivo era desenvolver os conhecimentos, as competências e as atitudes necessárias para a prevenção das doenças dentárias, com prioridade para o desenvolvimento de conhecimentos e competências eficazes de controlo da placa bacteriana.

Implementação

O programa foi implementado em cinco níveis com material de base para os professores adaptarem às necessidades dos alunos: pré-escolar, nível 1 (K-3), nível 2 (4-6), nível 3 (7-9) e nível 4 (10-12)

Avaliação

A avaliação da eficácia é feita com objectivos comportamentais utilizando pré-testes e pós-testes para todos os níveis, exceto 1 e 2. A avaliação formal foi efectuada para o nível 3 (1974), o nível 2 (1974) e o nível 4 (1980).

Os resultados para o nível 3 indicam que o programa da ADA influenciou favoravelmente as atitudes e o comportamento em relação aos cuidados de saúde oral, enquanto que no nível 2 mostrou a necessidade de orientação do professor para o programa, de modo a influenciar os conhecimentos dos alunos, e no nível 4, o programa da ADA foi considerado eficaz para melhorar os conhecimentos de saúde oral dos alunos do ensino secundário.[2]

Save Our Smiles (programa de rastreio e selagem)

O Save our smiles é um programa de saúde dentária preventiva com base na escola que proporciona educação, rastreio e encaminhamento na escola. Também são fornecidos enxaguamentos bucais semanais com flúor e selantes dentários em áreas geográficas específicas.

A Save our smiles serve crianças de Contra Costa Country desde o pré-escolar até ao 6th ano, bem como alunos do ensino especial. Os serviços prestados incluem:

- Educação para a saúde dentária para estudantes do ensino básico, incluindo instruções de escovagem dos dentes
- Feiras escolares de saúde dentária
- Workshops para professores e pais
- Rastreio nas escolas
- Selantes

- bochechos com flúor semanais para as comunidades
- escovas de dentes, pasta de dentes e fio dentário para uma escovagem e utilização contínua do fio dentário (tanto na sala de aula como em casa) [1]

Programa Tattle tooth 1-[1,37]

O programa tattle tooth foi desenvolvido entre 1974 e 1976 como um esforço de cooperação entre as organizações profissionais de saúde oral do Texas, a agência de educação do Texas e o departamento de saúde do Texas, através de uma subvenção do departamento de saúde e serviços humanos ao BUREAU of dental health.

O programa envolve ensinar os alunos na sala de aula a cuidar dos seus dentes através da escovagem, do uso do fio dental e de uma dieta adequada.

O material de sala de aula para o currículo Tattle tooth foi desenvolvido de modo a transmitir uma abordagem orientada para a atividade, humorística e positiva ao ensino dos cuidados dentários preventivos em benefício de toda a pessoa.

Implementação

- Inclui mais de 16000 alunos do jardim de infância ao liceu e cerca de 540 professores em todo o Texas.
- Foram elaborados planos de aula separados para cada um dos nove níveis de ensino: jardim de infância, seis anos do ensino básico, ensino secundário e ensino superior.

Pacote de dentes de tagarela [1]

Cada pacote era composto por 10 lições de instruções, um pacote de informações denominado "factos pessoais e factos dentários", que dava instruções sobre escovagem, uso de fio dental, nutrição e saúde dentária em geral.

Avaliação

A avaliação baseou-se em ensaios no terreno.

Programa Tattle tooth 2-[1,2]

Em 1989, o Gabinete de Saúde Dentária desenvolveu um novo programa tattle tooth 2, uma nova geração para os graus K-6, assim chamado porque as personagens do trabalho artístico para os graus Kergarten até ao segundo ano eram do antigo currículo.

Filosofia e objectivos

O objetivo básico do programa é reduzir as doenças dentárias e desenvolver hábitos dentários positivos que perdurem ao longo da vida.

Execução do programa

O departamento de saúde do Texas empregou higienistas para implementar o programa. Os higienistas foram convidados a dar instruções aos professores utilizando cassetes de vídeo concebidas para a formação de professores.

Os temas abordados foram as técnicas correctas de escovagem e de utilização do fio dental, a sensibilização para a importância da segurança, a informação factual sobre as doenças dentárias, as suas causas e as técnicas de prevenção.

Pacote do professor

Foram produzidas três cassetes de vídeo como parte do pacote de formação de professores. Estas cassetes continham as lições e instruções dos professores, bem como informação adicional de base, como forma de preparar os professores para leccionarem as lições.

Custo do programa

O custo estimado por criança foi de 0,60 dólares

Avaliação do programa

O Tattle 2 foi objeto de uma avaliação formativa pelos professores em 1988, tendo sido elaborado um questionário de 19 itens.

Em 1989, foi efectuada uma avaliação sumativa do currículo a nível estatal.

Programa Theta- [1,38]

O programa Teenage Health Education Teaching Assistants (THETA) foi desenvolvido pelo Serviço de Saúde Pública dos Estados Unidos, divisão de odontologia.

Objectivos

Proporcionar às crianças os conhecimentos e as competências necessárias para as iniciar no caminho da prática da medicina dentária preventiva ao longo da vida.

Implementação

Foi utilizado pessoal dentário qualificado para formar alunos do ensino secundário interessados em ensinar dentisteria preventiva a alunos do ensino básico. As orientações sugeridas e um manual do professor THETA foram enviados à parte interessada.

Programa de saúde dentária para crianças do Yukon [39]

O programa de saúde dentária para crianças do Yukon é um programa escolar que presta serviços de diagnóstico, prevenção e restauração dentária aos estudantes inscritos no programa.

O Yukon Children's Dental Program presta serviços a crianças de Yukon, desde recém-nascidos até ao 8º ou 12º ano, dependendo do local de residência da criança. Os Serviços de Saúde Dentária do Yukon são fornecidos sem custos para os pais ou tutores. Os custos dos serviços são cobertos pelos Serviços Sociais e de

Saúde do Yukon.

Programa dentário pré-escolar de Yukon

- presta serviços a crianças, desde recém-nascidos até aos 5 anos de idade.

Programa dentário escolar para crianças de Yukon

- presta serviços a crianças, desde o jardim de infância até ao 8º ou 12º ano, consoante a comunidade em que a criança vive.

Inscrição

Os pais devem preencher anualmente o formulário de consentimento para exame. As crianças têm direito a receber;

- Exame dentário

Radiografias de diagnóstico (se necessário)

- Instruções de higiene oral
- Limpeza e/ou destartarização dos dentes
- Aplicação de flúor
- Selantes

Exame

O exame dentário inicial é efectuado por um dentista que também realiza um exame de revisão de dois em dois anos.

Tratamento

Se a criança necessitar de tratamento dentário após o exame dentário, o consentimento para o tratamento será enviado para casa para informar sobre as necessidades dentárias da criança e para obter o consentimento escrito.

Uma vez que este tenha sido fornecido, a criança recebe então o tratamento dentário prescrito, que pode incluir:

- Obturação (amálgama de prata ou resinas compostas brancas)
- Coroas de aço inoxidável (dentes decíduos)
- Pulpotomias (dentes decíduos)
- Extracções, se necessário
- Serviços dentários de emergência

Reuniões de pais e encarregados de educação

Podem ser marcadas reuniões com o terapeuta dentário para discutir os problemas de saúde dentária das crianças.

Educação para a saúde dentária Askov [40]

Askov é uma pequena comunidade agrícola no Minnesota. Um inquérito inicial efectuado em 1943 e 1946 revelou uma incidência muito elevada de cáries dentárias.

O programa requer os serviços e a cooperação de muitas agências e indivíduos, para além da profissão de dentista.

Todos os métodos aceites de prevenção da cárie foram utilizados na demonstração, com exceção da fluoretação da água comunitária.

Os resultados dentários estavam disponíveis durante um período de 10 anos, que inclui:

- Uma redução de 28% na cárie dentária em dentes decíduos de 3-5 anos de idade.
- Uma redução de 34% nas cáries em dentes permanentes de crianças dos 6 aos 12 anos de idade.
- Uma redução de 14% nas crianças de 13-14 anos.

O programa de saúde oral nas escolas do Maine [1]

Descrição

A cárie dentária é a doença crónica mais comum da infância. Afecta 85% das crianças. Os problemas dentários podem resultar em atraso de crescimento, desenvolvimento deficiente da fala, ausência e/ou incapacidade de concentração na escola e diminuição da autoestima.

O programa de saúde oral nas escolas concede subvenções, formação e assistência técnica às escolas primárias públicas e privadas elegíveis, sendo as actividades centradas nos graus K a 6. Cada programa é concebido a nível local para satisfazer as necessidades de cada aluno.

Programa de Auxiliar de Saúde Dentária do Alasca [41]

O Alaska Native Tribal Health Consortium (ANTHC), fundado em 1997, é uma organização sem fins lucrativos, de âmbito estatal, que fornece uma gama de serviços médicos e de saúde comunitária a mais de 125.000 nativos do Alasca. Faz parte do Sistema de Saúde Tribal do Alasca, que pertence e é gerido pelas 229 tribos do Alasca reconhecidas a nível federal e pelas respectivas organizações regionais de saúde.

Em consonância com a missão organizacional de "Fornecer serviços de saúde da mais alta qualidade em parceria com o nosso povo e o Sistema de Saúde Tribal do Alasca", e trabalhando para a nossa visão corporativa de "Os nativos do Alasca são as pessoas mais saudáveis do mundo", foi um resultado natural deste trabalho que o Consórcio de Saúde Tribal Nativa do Alasca incluísse como parte do seu plano estratégico o desenvolvimento do Programa de Auxiliar de Saúde Dentária (DHA) para fornecer prestadores de serviços dentários às nossas aldeias rurais e centros regionais que são grosseiramente mal servidos.

Programa de saúde pública dentária a nível do estado da Carolina do Norte [2,42]

Desenvolvimento

A Carolina do Norte tem uma longa história -

1991 - A monografia do North Carolina School Oral Health Survey 1986-1987 foi publicada e distribuída a nível nacional. As principais conclusões incluíam: O declínio da cárie continua; 80 por cento das cáries são preenchidas; 85 por cento das cáries remanescentes são de fossas e fissuras; os selantes são subutilizados; 80 por cento das cáries remanescentes estão em 25 por cento das crianças da Carolina do Norte.

1993 -Foi iniciada uma iniciativa de selantes em cinco partes, com ênfase em: 1) Projectos de demonstração de selantes nas escolas 2) Exposições de selantes 3) Campanha nos meios de comunicação social 4) Projectos de selantes público-privados 5) Campanha de pontos de venda "Ask Us About Sealants".

1994 - Um projeto de Residência em Saúde Pública Dentária envolveu um estudo científico para avaliar a eficácia dos programas de fluoretação da água escolar e de bochechos com flúor. [42]

1995 - A Carolina do Norte organizou um simpósio nacional sobre as questões actuais da ação, eficácia e utilização do flúor.

Foram desenvolvidas técnicas padronizadas de rastreio dentário para fornecer uma avaliação estatisticamente válida dos dentes cariados e obturados em cada concelho.

1997 - O último grande sistema de água comunitário da Carolina do Norte que serve mais de 10 000 pessoas, Hendersonville, foi fluoretado.

2000 - A parceria Into the Mouths of Babes (IMB) com profissionais de saúde começou a prestar serviços de prevenção oral, incluindo verniz de flúor, a bebés e crianças da Medicaid.

2001 - Dinheiro da subvenção do Instituto Nacional de Investigação Dentária e Craniofacial (NIDCR) utilizado para avaliar a eficácia do verniz de flúor no Programa Smart Smiles.[42]

2002 - Devido à escassez orçamental e à falta de dados actuais sobre a eficácia, o programa de bochechos com flúor nas escolas foi descontinuado. Atualmente, foi dada uma maior ênfase aos selantes para a prevenção de cáries em crianças em idade escolar.

2007 - Com base nos dados do North Carolina Statewide Dental Survey de 2003-2004, a Secção de Saúde Oral restabeleceu o programa de bochechos com flúor nas escolas primárias com as taxas mais elevadas de doença dentária.

2010 - Os Serviços de Saúde Oral para Cuidados Especiais: A North Carolina Commitment, Report from the Special Care Dentistry Advisory Group foi apresentado ao Grupo de Trabalho de Saúde

Pública da Carolina do Norte, à Comissão de Estudo de Saúde Pública da Carolina do Norte e à Comissão de Envelhecimento da Carolina do Norte.

Em alguns países em desenvolvimento, a prestação de cuidados de emergência, a extração dentária e o tratamento de restauração podem revelar-se muito importantes.

Os serviços prestados são:

- Rastreio
- Exame dentário
- Referência
- Nutrição e serviços alimentares - programa de almoços escolares

' Exercício físico [2]

Vantagens e desvantagens das clínicas dentárias escolares

As clínicas dentárias escolares têm algumas vantagens e desvantagens. Mas as vantagens são maiores.

Nas clínicas dentárias escolares, factores como os problemas de transporte, a disponibilidade dos pais e as faltas às consultas são muito reduzidos. Este facto tem grandes implicações em termos de saúde oral pública para as crianças de zonas mal servidas. As escolas constituem um local natural para prestar cuidados dentários preventivos e reactivos. [43]

Os centros de saúde escolares poupam aos pais o incómodo de terem de se ausentar do trabalho; e com stocks no local de medicamentos habitualmente prescritos, disponíveis gratuitamente, poupam também dinheiro e tempo normalmente perdidos em deslocações à farmácia. Estudos demonstram que a existência de um centro de saúde escolar também melhora a assiduidade dos alunos, a taxa de abandono escolar e o comportamento na sala de aula.[44]

Vantagens das clínicas dentárias escolares :

1. As clínicas dentárias escolares podem levar cuidados dentários completos, incluindo medidas preventivas, às crianças em idade escolar, onde estas se encontram reunidas em maior número possível por razões não dentárias. Isto é particularmente vantajoso nas zonas carenciadas de dentistas. Uma combinação de instalações de educação e de saúde é sensata tanto do ponto de vista ideológico como logístico. A utilização dos serviços de cuidados dentários foi mais elevada com este método do que com qualquer outro.

2. As clínicas dentárias nas escolas são menos ameaçadoras para as crianças do que os consultórios privados, uma vez que as crianças estão num ambiente familiar. Além disso, o contacto diário das crianças com o pessoal dentário noutras funções, como a participação com os professores numa variedade de actividades escolares, pode ter um efeito duradouro nas suas atitudes em relação à medicina dentária em geral.

3. A localização das clínicas dentárias nas instalações da escola

favorece a educação para a saúde dentária. Os membros da equipa de saúde dentária podem facilmente participar no ensino em sala de aula e depois reforçar as suas mensagens através de instruções individuais ao lado da cadeira. [5]

4. Ao fornecer certos serviços dentários básicos a expensas do Estado, as pessoas com baixos rendimentos têm mais probabilidades de pagar cuidados dentários privados de natureza especializada, quando necessário. O valor dos cuidados públicos é maior nos anos da escola primária e deve dar lugar a um mecanismo através do qual os pacientes possam ser transferidos para dentistas privados durante os anos da adolescência para todas as fases dos cuidados dentários.

5. Devido à facilidade de efetuar regularmente inspecções dentárias de rotina a estudantes inteiros, a procura de cuidados dentários é geralmente estimulada por uma clínica escolar, mesmo acima da sua capacidade de prestar esses cuidados. Esta procura promove geralmente um maior encaminhamento para médicos privados.

6. As clínicas dentárias escolares constituem um cenário ideal para a utilização dos auxiliares dentários de serviço alargado ou dos tipos terapeuta ou enfermeiro dentário. Os auxiliares destes últimos tipos têm uma maior satisfação no trabalho, o que tem aumentado a sua vida profissional. [5]

7. As clínicas dentárias escolares oferecem uma oportunidade de emprego a tempo parcial ou a tempo inteiro para dentistas de várias idades. Os dentistas mais velhos podem muitas vezes ficar satisfeitos por manter uma ligação com essas clínicas como uma mudança de rosto em relação à prática privada. Em ambos os casos, as referências do serviço escolar para o consultório privado podem revelar-se uma vantagem para o dentista privado.

8. As clínicas dentárias escolares podem reduzir os custos dos cuidados dentários através do controlo das despesas de capital, uma vez que os serviços públicos têm poder de compra em grupo e menos necessidade de responder à concorrência de estilo, como acontece nos consultórios privados.
9. Em geral, as clínicas dentárias escolares facilitam a avaliação

pelos pares, quer a nível informal, quer quando instituídas formalmente como parte do serviço governamental.

10. As clínicas dentárias escolares e outras clínicas dentárias, quando associadas a clínicas médicas, podem facilitar consultas valiosas sobre problemas médico-dentários. As crianças são tratadas num local de fácil acesso. [5]

Outras vantagens são

- Os problemas de transporte são eliminados
- As crianças faltam menos tempo à escola
- Os pais trabalhadores com baixos rendimentos faltam menos ao trabalho
- Os cuidados são prestados num local familiar e confortável para as crianças
- O contexto do tratamento é geralmente culturalmente sensível
- Existe a oportunidade de se obter um modelo positivo dos pares
- Um aluno ausente pode ser facilmente substituído no

horário

- O apoio administrativo da escola e o conhecimento individual das crianças aumentam o sucesso do programa
- O equipamento portátil pode ser utilizado em vários

locais

' Os programas escolares podem ser ligados a centros de saúde comunitários, consultórios dentários privados e instalações da rede de segurança [45]

Desvantagens das clínicas dentárias escolares:

1. As clínicas de uma cadeira, habitualmente utilizadas nos programas dentários escolares mais antigos, revelaram-se insuficientes.
2. Os curtos horários escolares e as longas férias escolares dificultaram o emprego de pessoal a tempo inteiro nos Estados Unidos, embora a Austrália não registe tal problema. [5]
3. Há pouco tempo de contacto direto com os pais para discutir o desenvolvimento de bons comportamentos de saúde oral

para os seus filhos.

4. Há algumas interrupções no dia escolar quando os prestadores de programas de saúde oral baseados na escola estão na escola.
5. A prestação de cuidados abrangentes no contexto escolar pode ser controversa.
6. Os dentistas privados da comunidade podem ver o programa escolar como competitivo.[45]

Alguns programas de saúde oral em meio escolar em vários países

1. Programa de educação em saúde oral para crianças em idade escolar em Meca
2. Programa Escolas Sorridentes na Namíbia
3. Programa de educação para a saúde oral em meio escolar na China
4. Programa de saúde oral escolar no Kuwait
5. Programa de saúde oral nas escolas na Índia

Programa de educação em saúde oral para crianças em idade escolar em Meca

Em 2003, foi iniciado um programa de saúde oral para crianças em idade escolar na cidade sagrada de Meca, numa iniciativa conjunta entre o centro dentário especializado do hospital especializado Alnoor e a direção da educação na cidade de Meca. O programa destinava-se a crianças em idade escolar que frequentavam a terceira e quarta classes primárias (8 a 10 anos de idade).

As crianças e o professor receberam uma ficha de

informação sobre saúde oral e, além disso, receberam também um pacote de oferta constituído por escovas de dentes, pasta e um copo.[1]

No final da sessão, que dura cerca de 3 horas, as crianças e os seus professores receberam certificados assinados pelo diretor do centro dentário.

No total, cerca de 350 crianças em idade escolar participaram neste programa entre 2003 e 2004.

PROGRAMA ESCOLAS SORRIDENTES NA NAMÍBIA

O programa foi financiado pelo governo da Namíbia e pela OMS, apesar de a prevalência de cáries entre as crianças namibianas ser ainda baixa. A prevalência de cáries aumenta rapidamente com a idade, particularmente na população urbana. Por conseguinte, há uma necessidade urgente de influenciar os hábitos de saúde oral da população em geral, especialmente das crianças, que podem ser educadas em medidas correctas de saúde oral que evitariam o aparecimento de cáries e doenças das gengivas.

As escovas de dentes foram fornecidas às escolas e vendidas às crianças. A pasta de dentes não foi utilizada durante a sessão de escovagem na escola, mas as crianças foram encorajadas a utilizar pasta de dentes com flúor em casa. Foram formados dois monitores de saúde oral por turma e foram realizadas sessões de escovagem de dentes durante os intervalos, sob a sua supervisão, seis vezes por mês. 50 a 90 % das crianças participaram. [1]

- Durante o período de 1996-1998, foram criadas 65 escolas de sorriso em todo o país.
- Foram formados 19 facilitadores (dentista regional e higienista oral) de 10 regiões.
- Foram formados 169 professores, tendo sido abrangidas pelo programa 51 038 crianças do ensino primário.
- Foram formados 36 enfermeiros de 8 regiões.

PROGRAMA DE EDUCAÇÃO PARA A SAÚDE ORAL EM MEIO ESCOLAR EM CHINA

Em 1998, o comité de saúde oral da província de Hubei, juntamente com a Universidade de Copenhaga, Dinamarca, colaboradora da OMS, realizou projectos em escolas primárias na cidade de Wuhan, na China. **1**

ANTECEDENTES E JUSTIFICAÇÃO :

A educação em matéria de saúde oral para as crianças em idade escolar é considerada altamente prioritária na China. A campanha nacional **"LOVE TEETH DAY"** tem sido realizada anualmente desde 1989 e o seu sucesso sublinha o empenhamento da China na promoção da saúde oral. O teor de flúor da água potável neste distrito era baixo (0,2 ppm) e os cuidados dentários estavam disponíveis apenas num hospital.[1]

ESBOÇO DO PROJECTO :

Foram escolhidas aleatoriamente seis escolas primárias deste distrito: três escolas experimentais e três escolas de controlo, com um acompanhamento de três anos.

Os professores receberam formação em educação para a saúde oral através de seminários realizados pelos responsáveis distritais pela educação e por dentistas.

Educação para a saúde oral em sala de aula, ênfase na dieta e na nutrição e integração da saúde oral nas actividades gerais de saúde e educação escolar.

Os alunos participaram em instruções diárias de higiene oral dadas pelos professores. Foi recomendada a escovagem dos dentes duas vezes por dia com pasta dentífrica com flúor.

A educação mensal sobre higiene oral fazia parte do currículo.

Conclusão

O programa teve um efeito positivo em relação ao comportamento e à educação para a saúde oral, mas não se registou qualquer melhoria na situação da cárie.

Programa de saúde oral escolar no Kuwait [46]

O School Oral Health Program (Programa de Saúde Oral Escolar) do Kuwait é um programa abrangente de base escolar/ligado que fornece educação, prevenção e tratamento no domínio da saúde oral a quase 270 000 crianças em idade escolar do Kuwait. Este programa é um empreendimento conjunto entre o

Ministério da Saúde do Kuwait e o Forsyth Research Institute, Boston, EUA. [46]

Este programa foi criado em 1982-83 numa base piloto e alargado posteriormente. O Programa de Saúde Oral Escolar fornece educação em saúde oral,

prevenção e tratamento a quase 270 000 crianças de escolas públicas no Kuwait. Os serviços são prestados através de um sistema de clínicas em centros e escolas e de equipas móveis de prevenção. Um dos desenvolvimentos recentes é a utilização eficaz de unidades dentárias portáteis para a prestação de cuidados preventivos às crianças nas escolas, sem que estas tenham de se deslocar às clínicas dentárias. [47]

Os procedimentos preventivos realizados no âmbito deste programa são a aplicação semestral de verniz fluoretado e a colocação de selantes de fossas e fissuras em molares e pré-molares permanentes recém-erupcionados. Nos últimos anos, o Programa de Saúde Oral Escolar melhorou a sua cobertura das crianças, com uma prevenção de até 80%. Isto resultou numa redução considerável das necessidades de tratamento, o que é evidente pelo número reduzido de restaurações compostas efectuadas ao abrigo deste programa durante os últimos 6 anos.

História do programa

O Programa de Saúde Oral Escolar, no Kuwait, começou como um projeto-piloto na província da capital em 1983. Com base no seu sucesso inicial, o programa foi alargado à província de Al-Ahmadi em 1986. Em 1993-94, o Ministério da Saúde decidiu alargar este programa a todas as restantes províncias - Al-Farwaniya, Hawally e Al-Jahra.

Em 2000, o Programa de Saúde Oral Escolar em todas as províncias passou a ser gerido pelo Ministério da Saúde do Kuwait e pelo Instituto Forsyth. Em 2004, foi criada uma outra secção na nova província de Mubarak Al-Kabeer. Assim, atualmente, o Programa de Saúde Oral Escolar está presente em todas as 6 províncias do Kuwait.[47]

Prestação de cuidados

Atualmente, o Programa de Saúde Oral Escolar é

responsável pela educação, prevenção e tratamento da saúde oral de todas as crianças em idade escolar nas escolas públicas do Kuwait, com idades compreendidas entre os 6 e os 16 anos, enquanto as crianças do jardim de infância com idades compreendidas entre os 4 e os 5 anos recebem educação e cuidados preventivos primários. Cerca de 280 000 crianças são elegíveis para receber cuidados através do Programa de Saúde Oral Escolar.

A prestação de cuidados é feita através de um sistema de clínicas em centros e escolas e de equipas móveis preventivas que prestam serviços preventivos a crianças em escolas sem clínicas dentárias permanentes.[48]

Os centros de saúde estão presentes em todas as províncias. Trata-se de um sistema de policlínicas e estão abertas durante a manhã e a tarde. O número de clínicas dentárias em cada centro varia de 8 a 15. No total, existem 70 clínicas dentárias em 6 centros. Durante a manhã, as clínicas estão reservadas à prevenção, aos cuidados de emergência, aos procedimentos de restauração e ao tratamento endodôntico, ao passo que, à noite, o foco principal são os procedimentos de restauração.

As clínicas escolares são clínicas dentárias presentes numa escola primária ou intermédia. O Programa de Saúde Oral Escolar tem 65 clínicas escolares totalmente equipadas, cada uma gerida por um dentista e 2 assistentes dentários. As clínicas móveis preventivas são compostas por unidades dentárias portáteis que são deslocadas de uma escola para outra para prestar serviços preventivos primários, aplicações de verniz fluoretado e selantes de fissuras.

Educação para a saúde oral

As actividades educativas são as seguintes:

- Todos os alunos recebem pelo menos duas aulas de educação para a saúde oral com escovagem supervisionada durante cada ano letivo.
- São organizadas sessões de educação em saúde oral para pais e futuras mães. [48]
- São realizados programas de educação para a saúde dentária para os professores das escolas.
- As equipas educativas do Programa de Saúde Oral Escolar participam nas actividades escolares.
- As equipas educativas participam em actividades comunitárias em

locais públicos.

- Todos os anos são gastas cerca de 4 000 horas em educação para a saúde.

- São envidados esforços concentrados para que a educação para a saúde se baseie nas necessidades.

- As equipas de educação para a saúde trabalham em estreita colaboração com as equipas de prevenção.

- Todos os anos são preparados novos materiais didácticos pelo departamento.

- São envidados esforços para transmitir as nossas mensagens ao público através de mensagens de correio eletrónico e SMS.

Prevenção da saúde oral

As actividades de prevenção primária que são realizadas são as seguintes

- São efectuados procedimentos preventivos a todas as crianças com consentimentos positivos ao longo do ano.

- A aplicação de verniz fluoretado duas vezes por ano é administrada a todas as crianças.

- São efectuados selantes de fossas e fissuras, visando molares e pré-molares recém-erupcionados, incluindo lesões precoces de cárie.
- Durante o ano letivo, quase todos os procedimentos preventivos são aplicados às crianças dentro das instalações da escola

Serviços de tratamento [49]

Segue-se o protocolo para a prestação de tratamento a crianças em idade escolar:

- O tratamento dentário é prestado a todas as crianças com consentimentos positivos.
- As crianças recebem tratamento dentário pediátrico geral.
- É efectuado um tratamento de urgência.
- O tratamento é efectuado por quadrantes.
- A ênfase principal é colocada nos primeiros molares permanentes.
- O tratamento é efectuado em centros de saúde e em clínicas escolares.
- A ênfase é colocada no cumprimento dos procedimentos universais de controlo de infecções [3], bem como na medicina dentária a quatro mãos.[49]

Conclusões e recomendações

- A prevenção primária eficaz é a chave para o controlo da cárie dentária.
- O Programa de Saúde Oral Escolar centrar-se-á na melhoria da cobertura da prevenção no futuro.
- A prevenção sistemática ao longo de um período de tempo produzirá resultados, como é evidente nas observações recentes no Kuwait.

Programa de saúde oral nas escolas na Índia

A saúde é vital para o bem-estar geral, o crescimento, o desenvolvimento, a aprendizagem, a nutrição, a comunicação e a autoestima de todos. A saúde oral é uma expetativa básica de todos os índios.

Uma saúde oral deficiente, doenças e afecções orais não tratadas têm um impacto significativo na qualidade de vida. Isto afecta as necessidades humanas mais básicas, incluindo a capacidade de comer e beber, engolir, manter uma nutrição adequada, sorrir e comunicar.

A Índia revela disparidades em matéria de saúde oral, com os grupos com menores rendimentos a registarem taxas de doença mais elevadas e acesso limitado ou nulo aos cuidados de saúde. Dentista : O rácio população: dentista nas zonas rurais é extremamente baixo, com menos de 2% de dentistas disponíveis para 72% da população rural. As estatísticas apresentam a triste realidade de que 95% da população da Índia sofre de doenças das gengivas, apenas 50% usa uma escova de dentes e apenas 2% da população visita o dentista. Este facto fez soar o alarme e a necessidade de um projeto que constituísse um instrumento para um esforço sustentado. O Programa Nacional de Saúde Oral foi, portanto, iniciado para avaliar com precisão as necessidades, monitorizar os resultados, diminuir as disparidades, melhorar o acesso aos cuidados e, em última análise, melhorar a saúde oral. [50]

O Programa Nacional de Saúde Oral, uma iniciativa da Associação Dentária Indiana (IDA), afirma que a saúde oral é essencial para a saúde e o bem-estar geral. Este programa cristaliza o objetivo da IDA para uma saúde oral óptima até 2020. Este programa revolucionário aborda a "epidemia silenciosa de doenças orais, que visa :

- Prevenção de doenças orais em crianças em idade escolar.
- Interceção e tratamento atempados das doenças orais.

Cartão nacional de saúde oral

Este cartão de identificação único oferece -- um passaporte para a saúde oral durante toda a vida. Embora as doenças orais e dentárias raramente ponham a vida em risco, têm impacto na qualidade de vida. As doenças dentárias são dispendiosas de tratar, mas simples de prevenir. Além disso, os problemas dentários podem causar dores fortes, perda de dias de trabalho e morbilidade. O Cartão Nacional de Saúde Oral, o primeiro cartão do género da IDA, oferece-lhe muitas vantagens em termos de saúde oral. Onde quer que se encontre, pode ter a certeza de que receberá todos os cuidados de saúde oral. [50]

Os diferentes cartões introduzidos são :

- **Cartão de Saúde Oral Infantil -** Visa uma saúde oral óptima para as gerações futuras. A IDA reconhece que os filhos de pais mais afectados por cáries dentárias ou doenças das gengivas podem também estar em maior risco. Após o exame, as crianças foram divididas em três categorias de risco: ligeiro, moderado e elevado. Os exames dentários são obrigatórios para melhorar a saúde oral, que é vital para a saúde geral.

- **Cartão de Saúde Oral Familiar** - Aborda todas as necessidades únicas e especiais de saúde oral de toda a família, desde bebés a adultos. O cartão leva a família numa viagem a um estilo de vida saudável e seguro, começando por uma boa saúde oral.

- **Cartão de Saúde Oral da Empresa** - Garante o acesso conveniente ao melhor e mais económico tratamento de saúde oral. Este cartão ajuda o indivíduo a manter-se em boa forma, uma vez que as complicações crónicas de saúde, como as doenças cardiovasculares, a diabetes, o acidente vascular cerebral, a doença de Alzheimer, o parto prematuro, etc., se reflectem na boca. A deteção precoce ajuda na prevenção.[50]
- **Cartão de Saúde Oral Platinum** - Destina-se aos idosos, uma vez que a IDA sublinha que "os dentes são para toda a vida" e que envelhecer pode ser bonito. Este cartão ajuda a manter os dentes saudáveis à medida que a idade avança. O envelhecimento reduz o fluxo salivar, o que resulta em cáries dentárias e dificuldades em comer, falar e engolir, afectando

assim a saúde geral e a qualidade de vida.

- **Cartão especial de privilégio** - Tem por objetivo alargar os cuidados orais às pessoas com deficiência e aos deficientes mentais. Estas pessoas são mais susceptíveis de contrair cáries dentárias ou doenças das gengivas e correm um risco mais elevado. Necessitam de cuidados especiais, uma vez que a sensibilização para a saúde oral é baixa, a coordenação do corpo é deficiente e requerem um acesso adicional aos serviços dentários.
- **Muskaan - Tem por objetivo** alargar os cuidados orais aos indianos das zonas rurais porque Dentista : O rácio dentista/população nas zonas rurais é extremamente baixo, com menos de 2% de dentistas disponíveis para 72% da população rural. Este cartão introduz cuidados de saúde oral preventivos, interceptivos, curativos e educativos no sistema de cuidados dentários existente nas zonas rurais da Índia.

Mês da saúde oral

O Mês da Saúde Oral (OHM) tem por objetivo sensibilizar o público para a higiene oral e para a resolução de problemas importantes, como as cáries, a placa bacteriana, o tártaro, o bruxismo, as doenças das gengivas, os problemas relacionados com os dentes do siso, a boca seca e o mau hálito. O seu objetivo é ajudar as pessoas a compreender as causas, os sintomas e as condições dos problemas dentários, bem como as formas de melhorar os maus hábitos. Foi iniciado em 2004, pela Associação Dentária Indiana e pela Colgate. [50]

Desafio de escovagem

A campanha Brush Up Challenge foi lançada para adotar bons hábitos de higiene oral, uma vez que muitos indianos não sabem qual a técnica correcta para escovar os dentes. Algumas pessoas utilizam o dedo em vez de uma escova, pó preto para os dentes, preparações de tabaco, ramos de ervas, etc. A IDA e a Colgate-Palmolive (India) Ltd realizaram várias actividades inovadoras para promover os cuidados de saúde oral. Em outubro de 2007, um número recorde de 177 003 pessoas escovaram os dentes simultaneamente em 380 locais em toda a Índia, num só dia e à mesma hora. Criando assim um recorde mundial do Guinness na Índia para "o maior número de pessoas a lavar os dentes (vários locais)". [50]

Programa de sensibilização dos pais

A IDA tem os pais como alvo dos programas de educação para a saúde oral, uma vez que são os primeiros professores da criança e desempenham um papel significativo na manutenção da saúde oral geral. A manutenção de uma boa higiene oral através de uma escovagem regular e de cuidados dentários, tanto para os pais como para as crianças, melhorará a saúde oral e poderá ajudar a reduzir o risco de propagação de bactérias causadoras de cáries. A cárie dentária é uma doença bacteriana transmissível, pelo que os pais não só devem receber cuidados dentários regulares como também não devem partilhar escovas de dentes com os seus filhos. Limitar a ingestão de açúcar, uma vez que a sua frequência e exposição aumentam a cárie dentária. Recordamos aos pais que os seus filhos aprendem bons hábitos de saúde oral observando-os ou através de uma escovagem supervisionada.

O programa de sensibilização dos pais da IDA transmite educação para a saúde oral, educando os pais através de palestras e demonstrações, apresentações audiovisuais sobre saúde oral. Geramos o conhecimento de que a saúde oral da criança está ligada à saúde geral.

Colgate Sorrisos Brilhantes, Futuros Brilhantes

O programa educativo de saúde oral **Colgate Bright Smiles, Bright Futures** foi desenvolvido a nível mundial para ensinar às crianças hábitos de saúde oral de higiene básica, dieta e atividade física. Este programa também incentiva os profissionais de medicina dentária, os responsáveis pela saúde pública, os líderes cívicos e, acima de tudo, os pais e os educadores a unirem-se para realçar a importância da saúde oral como parte do desenvolvimento físico e emocional global de uma criança. [51]

Sorrisos Brilhantes, Futuros Brilhantes Índia

No âmbito deste programa, conduzido pela Colgate-Palmolive, Índia, as crianças das escolas primárias recebem instruções sobre cuidados dentários de membros da profissão de dentista e da Associação Dentária Indiana. A educação é transmitida com a ajuda de audiovisuais e literatura impressa criada pela empresa. A empresa distribui também pacotes de cuidados dentários gratuitos, incluindo uma escova de dentes e uma pasta de dentes, para incentivar uma boa higiene oral.

Formação de professores

Os professores das escolas recebem formação sobre os princípios básicos dos cuidados de saúde oral. Isto ajuda-os a desempenhar um papel significativo nos cuidados orais preventivos, inculcando bons hábitos de cuidados orais nos alunos.

A formação dos professores

O programa constitui uma parte vital do programa Colgate Bright Smiles, Bright Futures

Programa. Até à data, foram formados 2 54 000 professores no âmbito deste programa. [51]

Programa Nacional de Saúde Oral

A Colgate-Palmolive India continua a sua marcha na área da sensibilização para a saúde oral através do Programa de Educação para a Saúde Dentária Escolar. Ao abrigo deste Programa, desde 1976, foram abrangidas mais de 95 milhões de crianças em idade escolar nas zonas rurais e urbanas do país, no grupo etário dos 5 aos 12 anos. Membros de várias delegações locais da IDA e organizações profissionais de cuidados orais organizaram o programa em todo o país com a ajuda de meios audiovisuais, cartazes, gráficos e demonstrações de técnicas correctas de escovagem. [51]

Alguns programas de prevenção nas escolas

1) Escovagem de dentes na sala de aula
2) Fluoretação da água nas escolas
3) Programa de enxaguamento bucal com flúor nas escolas
4) Programa de pastilhas de flúor para escolas
5) Terapia tópica com flúor
6) Programas de selagem nas escolas
7) Programas de almoço escolar
8) Referência geral

1) Escovagem de dentes na sala de aula

A placa bacteriana é uma entidade estrutural especifica, mas altamente variável, resultante da colonização de microrganismos nas superfícies dos dentes, restaurações e outras partes da cavidade oral, que consiste em componentes salivares como a mucina, células epiteliais descamadas, resíduos de microrganismos, todos embebidos numa matriz extracelular gelatinosa.

As bactérias da placa bacteriana produzem ácidos

que provocam cáries. A placa bacteriana também leva à doença periodontal. Esta pode tornar-se uma infeção grave. Pode danificar o osso e destruir os tecidos à volta dos dentes.

A melhor defesa é remover a placa bacteriana antes que esta tenha hipótese de se acumular e causar problemas. A escovagem remove a placa bacteriana das grandes superfícies dos dentes. O fio dental remove a placa bacteriana dos espaços entre os dentes. [52]

Um programa de escovagem diária dos dentes com pasta dentífrica com flúor, supervisionado por professores, pode ser eficazmente direcionado para comunidades socialmente desfavorecidas e reduzir significativamente as cáries dentárias. [53] As provas mostram que a utilização regular de uma pasta de dentes com flúor ajuda a reduzir a necessidade de obturações e extracções.

Os pontos importantes são -

- As crianças são sempre supervisionadas durante a escovagem
- Cada criança tem a sua própria escova de dentes etiquetada
- As escovas de dentes são substituídas pelo menos uma vez por

trimestre ou mais cedo, se necessário

- As crianças colocam a pasta de dentes numa escova seca e depois escovam durante cerca de dois minutos
- A quantidade correcta de pasta de dentes é distribuída em lenços de papel para a criança escovar os dentes num grupo supervisionado, durante dois minutos. Não é necessário enxaguar, a criança é encorajada a limpar qualquer excesso de pasta no lenço de papel.
- Cada escova de dentes é bem lavada antes de ser guardada para a próxima vez [54]

Foram fornecidas escovas de dentes e foi salientada a importância de utilizar o pessoal da escola para ajudar e incentivar as crianças a escovar os dentes diariamente. A melhoria inicial da limpeza oral manteve-se após um período de catorze meses. [55]

Embora um programa de escovagem de dentes seja opcional, constitui uma ferramenta valiosa para reforçar uma boa higiene oral. As crianças aprendem a importância de lavar as mãos antes de comer e de escovar os dentes depois de comer, especialmente antes de ir para a cama.

Passos para uma escovagem eficaz dos dentes

Embora esta rotina seja fornecida como um guia, as suas instalações poderão ter de a modificar ligeiramente para se adequar ao seu ambiente. [56]

Passo 1

Coloca um pouco de pasta de dentes (do tamanho de uma ervilha) na escova de cada criança, utilizando a pasta de dentes individual da criança. A pasta de dentes é devolvida ao saco. Um único tubo de pasta de dentes deve durar mais de três meses. É importante que se utilize apenas um pouco de pasta de dentes, uma vez que as crianças podem não cuspir.

Passo 2

Depois de comer, as crianças devem ser encorajadas a beber a quantidade de água que lhes apetecer.

Passo 3

Depois de beberem, as crianças podem escovar os dentes, engolindo a saliva e a pasta à medida que vão escovando. As crianças devem ser encorajadas a limpar os dentes utilizando a técnica demonstrada e devem escovar durante aproximadamente um minuto (alguns grupos consideraram útil tocar uma canção durante este tempo). 56

Passo 4

Quando as crianças acabarem de escovar os dentes, podem:

a. Enxaguar a escova de dentes individualmente e sacudir o excesso de água.

b. Colocar a escova de dentes no copo para que os cuidadores a limpem e enxaguem.

Passo 5

As escovas de dentes são substituídas por pasta de dentes no saco/maleta da criança.

Passo 6

Os sacos devem ser armazenados num local seco para que possam secar completamente ou as caixas devem ser armazenadas com as tampas abertas durante algumas horas para permitir que as escovas sequem (isto ajudará a evitar o crescimento de bolor e bactérias).

Passo 7

Deve ser utilizada uma solução de detergente e água para lavar o lavatório onde as escovas de dentes foram enxaguadas. Para o efeito, devem ser usadas luvas. Secar o lava-loiça com toalhas de papel. [56]

A escovagem diária dos dentes irá beneficiar as crianças, ensinando-lhes que dentes e gengivas saudáveis são essenciais para uma mastigação, fala e aparência adequadas.[57]

Objetivo do programa de escovagem diária dos dentes

Este programa proporciona uma forma segura e eficaz de reduzir a cárie dentária e a doença periodontal. Ao expor as crianças pequenas a boas práticas de higiene oral, os efeitos podem ser vistos na idade adulta.

Os participantes escovam os dentes diariamente com a quantidade adequada de pasta dentífrica fluoretada para a idade, sob supervisão. O benefício é de natureza tópica, devido ao contacto do flúor com os dentes. [58]

Escovagem dos dentes

□ A escovagem deve ocorrer à mesma hora todos os dias (de preferência após uma refeição ou lanche).

□ Cada criança deve ter a sua própria escova de dentes etiquetada. Não é permitido partilhar escovas de dentes.

□ Supervisione sempre a escovagem das crianças e lembre-as de que não devem engolir a pasta de dentes.

□ A escovagem dos dentes pode ser feita em qualquer lugar onde haja um lavatório à altura adequada

disponível.

□ Se as escovas ficarem contaminadas, substituí-las imediatamente.

□ Nunca guardar as escovas em copos de água.

□ Substituir as escovas de dentes de 3 em 3 ou de 4 em 4 meses. [58]

2) Fluoretação da água nas escolas

A fluoretação da água é a adição controlada de flúor a um abastecimento público de água para reduzir a cárie dentária. A água fluoretada tem flúor a um nível que é eficaz na prevenção de cáries; isto pode ocorrer naturalmente ou através da adição de flúor. [59]

A água fluoretada actua sobre as superfícies dos dentes na boca e cria baixos níveis de flúor na saliva, o que reduz a taxa de desmineralização do esmalte dentário e aumenta a taxa de remineralização nas fases iniciais das cáries.[60]

A fluoretação não afecta a aparência, o sabor ou o cheiro da água potável.[61] A fluoretação da água reduz eficazmente as cáries tanto em crianças como em adultos: estudos anteriores mostraram que a fluoretação da água reduziu as cáries infantis em cinquenta a sessenta por cento. [62]

Nos anos 80, foi estabelecido que o flúor controla as cáries principalmente através do seu efeito tópico. A água potável é, normalmente, a principal fonte de flúor.[63] Em áreas sem abastecimento público de água e onde o flúor não está naturalmente presente na água de poço, os programas de fluoretação escolar demonstraram ser eficazes e seguros. Foram registadas reduções de até 38,9% na taxa de cáries dentárias. São utilizados níveis mais elevados de flúor na água da escola do que na água pública devido ao tempo limitado que as crianças estão na escola. [64]

O Programa de Fluoreto Escolar é um programa voluntário baseado na escola que visa crianças em escolas primárias onde pelo menos 30% dos alunos são elegíveis para o Programa de Almoço Gratuito e Reduzido. O objetivo do Programa de Fluoreto Escolar é prevenir a cárie dentária, fornecendo recursos à comunidade.

O Programa de Fluoreto Escolar começou em 1974. Originalmente, o programa chamava-se "Swish and Swash Program". O nome foi alterado para "King Fluoride Program" e, mais tarde, para School Fluoride Program. O programa é patrocinado pela Oregon Public Health e é fornecido sem custos para as escolas e alunos participantes.

Elegibilidade

- Uma escola é elegível se pelo menos 30% dos alunos forem elegíveis para o Programa de Almoço Gratuito e Reduzido
- Os alunos são elegíveis se tiverem autorização dos pais. [65]

Fluoretação de escolas rurais

Este programa teve início em 1975. O seu objetivo é fornecer água fluoretada às crianças em idade escolar que vivem em zonas rurais não servidas por um abastecimento de água fluoretada. Para o efeito, é instalado equipamento para adicionar flúor à água das escolas. [66] Os fluoretos provocaram um declínio considerável na prevalência de cáries dentárias. [67]

3) Programa de bochechos com flúor nas escolas

Os programas de bochechos com flúor nas escolas têm sido usados há muitos anos como uma estratégia de prevenção de cáries baseada na comunidade.

Os bochechos com flúor contendo uma concentração de 0,2 por cento de fluoreto de sódio são prescritos para programas semanais de enxaguamento com flúor nas escolas. Outros ingredientes podem incluir sacarina, sorbato de potássio, água purificada, aroma, ácido cítrico e corantes. [68]

Os enxaguatórios bucais com flúor funcionam da mesma forma que outros fluoretos tópicos, aumentando as concentrações de flúor na saliva, na placa bacteriana e no esmalte. As provas laboratoriais e epidemiológicas actuais indicam que o efeito predominante do flúor é pós-eruptivo e tópico, e que o efeito depende da disponibilidade regular de flúor. [69]

4) Programa de pastilhas de flúor para escolas-

O Programa Escolar de Pastilhas de Flúor é recomendado para crianças que vivem em áreas sem níveis óptimos de flúor no abastecimento de água e que não estão a tomar pastilhas de flúor em casa. As pastilhas são tomadas diariamente, mastigadas durante meio minuto, engolidas durante meio minuto e depois engolidas.[70]

5) Terapia tópica com flúor

Os tratamentos profissionais com flúor tópico devem basear-se numa avaliação do risco de cárie. A profilaxia com pedra-pomes não é um pré-requisito essencial para este tratamento. Devem ser tomadas medidas de precaução adequadas para evitar a deglutição de qualquer fluoreto tópico aplicado profissionalmente.

As crianças com risco moderado de cárie devem receber um tratamento profissional com flúor pelo menos de 6 em 6 meses; as crianças com risco elevado de cárie devem receber uma maior frequência de aplicações profissionais de flúor (ou seja, de 3 em 3-6 meses). Isto ocorreria como parte de um programa preventivo abrangente num lar dentário.

Quando não é possível estabelecer um lar dentário para indivíduos com risco acrescido de cárie, determinado pela avaliação do risco de cárie, as aplicações periódicas de verniz fluoretado por profissionais de saúde não dentários com formação podem ser eficazes na redução da incidência de cáries na primeira infância.[71]

6) Programas de selagem nas escolas

Os selantes previnem a cárie dentária e também impedem o crescimento das cáries. O relatório do Surgeon General sobre saúde oral indica que os selantes podem reduzir as cáries em crianças em idade escolar em mais de 70%.

Os selantes de fossas e fissuras têm sido recomendados para o tratamento de cáries

prevenção, juntamente com uma boa higiene oral, uma óptima fluoretação e hábitos alimentares saudáveis.

Os programas de selantes nas escolas são especialmente importantes para chegar às crianças de famílias com baixos rendimentos, que têm menos probabilidades de receber cuidados dentários privados. Os programas geralmente visam as escolas utilizando a percentagem de crianças elegíveis para os programas federais de almoço gratuito ou a custo reduzido. A cárie dentária pode resultar em dor e outros problemas que afectam a aprendizagem das crianças em idade escolar. [72]

7) Programa Nacional de Almoço Escolar (NSLP)

O National School Lunch Program (Programa Nacional de Almoço Escolar) é um programa de refeições apoiado pelo governo federal que funciona em escolas públicas e privadas sem fins lucrativos e em instituições residenciais de acolhimento de crianças. Fornece almoços nutricionalmente equilibrados, de baixo custo ou gratuitos, às crianças todos os dias de escola. O programa foi criado ao abrigo da Lei Nacional do Almoço Escolar, assinada pelo Presidente Harry Truman em 1946.

Programa Nacional de Almoço Escolar para fornecer refeições de baixo custo ou gratuitas para o almoço escolar a estudantes qualificados através de subsídios às escolas. [73]

O Programa de Almoço Escolar na Índia (SLP) é o maior programa de assistência alimentar e nutricional que alimenta milhões de crianças todos os dias. Este programa foi inicialmente iniciado em 1960 em alguns estados para ultrapassar os complexos problemas da subnutrição e do analfabetismo. O Mid Day Meal Scheme é o nome popular do programa de refeições escolares.

Em 2001, de acordo com as ordens do Supremo Tribunal, tornou-se obrigatório fornecer uma refeição a meio do dia a todas as crianças do ensino primário e, mais tarde, alargou-se às crianças do ensino primário superior que estudam nas escolas públicas e nas escolas públicas assistidas. [74]

8) Referência geral

Neste programa, todas as crianças recebem um cartão de referência para levar para casa e, posteriormente, para o dentista, que assina o cartão após a conclusão do exame, do tratamento ou de ambos. Estes cartões assinados são depois devolvidos à enfermeira da escola ou ao professor da turma, que desempenha o importante papel de acompanhar o encaminhamento com a criança e os pais. [2]

Vantagens dos programas escolares

Dunning assinalou as vantagens como :

1) As crianças estão disponíveis para procedimentos preventivos ou de tratamento.

2) As clínicas escolares são menos ameaçadoras do que os consultórios privados.

3) Um programa de medicina dentária escolar facilita a redução central das disciplinas de medicina dentária e

4) O serviço de medicina dentária complementa os serviços de enfermagem, contribuindo para a prestação de cuidados de saúde completos às crianças em idade escolar. [5]

Cenário indiano

A Índia é essencialmente uma comunidade rural, sendo 72,2% da sua população constituída por habitantes de aldeias e os restantes 27,8% por residentes em zonas urbanas. Do ponto de vista da saúde oral, a maior parte da população indiana é afetada por problemas orais comuns, como a doença periodontal (90-95%), seguida da cárie dentária que afecta cerca de 60-80% das crianças, da má oclusão (cerca de 30%) e do cancro oral, que representa quase 30-35% do total de casos de cancro diagnosticados. Contudo, a maioria dos estudos indianos demonstrou que o maior fardo de todos estes problemas orais recai sobre as pessoas desfavorecidas e socialmente marginalizadas. [75]

Estes problemas orais são conhecidos pela sua disposição única de serem progressivos por natureza, levando à falta de remissão ou à cessação se não forem tratados. [76]. Além disso, estes problemas orais estão significativamente associados a dor, agonia, problemas funcionais e estéticos. Estas características adversas, a longo prazo, terão um impacto negativo substancial na qualidade de vida a nível biológico, psicológico e social.[77]

Assim, os problemas orais são considerados como uma das poucas categorias de doenças que estão a emergir como um problema de saúde pública na Índia. [78]Este facto exige um regresso ao princípio dos cuidados de saúde primários, centrado na prevenção. A aplicação de várias medidas preventivas pode ser um dos instrumentos mais eficazes em termos de custos na prevenção de problemas orais, permitindo que os indivíduos e a comunidade tenham uma vida social e economicamente produtiva.[79]

Um estudo mostrou que as crianças que estudam em escolas públicas tinham menos consciência do que as crianças que estudam em escolas públicas, o que pode ser atribuído a um contexto socioeconómico mais baixo. Uma vez que a Índia é um país em desenvolvimento, recomenda-se a realização de mais programas deste tipo para que o país possa alcançar a mudança desejada. Tal como a educação para a saúde alargou o seu horizonte no céu indiano, o mesmo aconteceu com a educação para a saúde oral. [80]

Este programa também incentiva os profissionais de medicina dentária, os responsáveis pela saúde pública, os líderes cívicos e, mais importante ainda, os pais e educadores a juntarem-se para sublinhar a importância da saúde oral como parte do desenvolvimento físico e emocional global de uma criança. No âmbito deste programa, conduzido pela Colgate-Palmolive, Índia, as crianças das escolas primárias recebem instruções sobre cuidados dentários de membros da profissão de dentista e da Associação Dentária Indiana. A educação é transmitida com a ajuda de audiovisuais e literatura impressa criada pela empresa. [80]

O programa de Formação de Professores é uma parte integrante do programa de Saúde Dentária Escolar, realizado regularmente em todo o país para promover os cuidados preventivos de saúde dentária. A Colgate também lançou o seu primeiro currículo escolar online com actividades divertidas e lúdicas. É dada formação aos professores sobre os princípios básicos dos cuidados de saúde oral. Isto ajuda-os a desempenhar um papel significativo nos cuidados orais preventivos, inculcando bons hábitos de cuidados orais nos alunos. O Programa de Formação de Professores constitui uma parte vital do Programa Colgate Bright Smiles, Bright Futures.

243.500 professores receberam formação no âmbito deste programa. A Colgate-Palmolive Índia continua a sua marcha na área da sensibilização para a saúde oral através do Programa de Educação para a Saúde Dentária Escolar. Ao abrigo deste programa, foram abrangidas mais de 83 milhões de crianças em idade escolar nas zonas rurais e urbanas do país, no grupo etário dos 6 aos 12 anos.

As organizações profissionais de cuidados orais organizaram o Programa em todo o país com a ajuda de meios audiovisuais, cartazes, gráficos e demonstrações de técnicas correctas de escovagem.

A AmeriCares iniciou as suas actividades na Índia em 2006, com a abertura de um escritório em Mumbai. Este está licenciado pela Indian Food and Drug Administration e mantém as normas internacionais de manuseamento de produtos farmacêuticos. O objetivo do projeto é reduzir o consumo de tabaco e sensibilizar os adolescentes e jovens indianos para o impacto positivo de uma boa higiene oral e de uma boa saúde.

Na prática, o programa tem por objetivo promover uma vida saudável e evitar que os adolescentes desenvolvam uma dependência do tabaco. A educação básica sobre higiene oral, prevenção de doenças e os efeitos do consumo de tabaco, aliada a imagens poderosas que incorporam declarações de personalidades bem conhecidas. [81]

O projeto inclui os seguintes componentes: Educação sobre higiene oral e prevenção de doenças, demonstração e prática de técnicas de escovagem de dentes, aquisição e introdução de produtos de higiene, desenvolvimento e introdução de materiais educativos multilingues, apresentação visual forte dos efeitos do consumo de tabaco, abordagem de potenciais oportunidades de expansão ou de pilotagem noutras escolas, feedback e reforço da mensagem a intervalos regulares.

A Trinity Care Foundation é uma organização sem fins lucrativos com sede em Bangalore, na Índia, dedicada a programas de saúde escolar, programas de deformidade facial e programas de cancro oral, que trabalha com organizações comunitárias, instituições educativas e envolve o governo, a indústria e a profissão médica. Realizam campos de saúde pública, campos de rastreio e tratamento dentário, programas de saúde escolar, campos médicos e campos de doação de sangue. [81]

Os cuidados de saúde oral não têm recebido a devida importância na Índia. Durante os últimos 60 anos de independência, as ciências médicas fizeram enormes progressos no combate à maioria das doenças transmissíveis e não transmissíveis. Apesar de se ter provado que a saúde oral tem um efeito direto na saúde geral, os cuidados de saúde oral continuam a ser negligenciados.

Este facto é evidente pelo aumento da prevalência das doenças dentárias nos últimos anos e pelos escassos fundos atribuídos aos cuidados de saúde oral. No passado, a saúde oral não encontrava o seu lugar adequado no planeamento nacional e estatal da saúde devido às seguintes razões: falta de sensibilização das massas para a prevalência e a gravidade das doenças dentárias. As doenças orais não constituem uma ameaça para a vida nem são gravemente debilitantes. O facto de as doenças orais serem quase evitáveis por meios simples e pouco dispendiosos não é do conhecimento das autoridades responsáveis pela formulação das políticas nacionais de saúde. [82]

A Índia é constituída por vinte e oito estados e a principal unidade de administração em cada estado é um distrito, que está dividido em blocos de desenvolvimento comunitário. Existem 3708 blocos deste tipo na Índia, cada um dos quais abrange uma população de 80.000 a 120.000 habitantes. Existem cerca de 11 900 membros do corpo docente, tanto no sector público como no privado, e cerca de 17 660 licenciados em medicina dentária que saem anualmente na Índia, pelo que a sua colaboração nos programas de educação para a saúde oral poderá ser benéfica. [80]

Cuidados dentários incrementais

Isto implica que os programas de tratamento se baseiem no grupo mais jovem disponível no primeiro ano e prossigam nos anos subsequentes, na medida em que os fundos o permitam, acrescentando todos os anos uma nova classe de crianças na idade mais precoce disponível, até que toda a população infantil esteja a ser servida até ao nível máximo permitido pelos recursos e fundos disponíveis.

Define-se como cuidados periódicos espaçados de forma a que o incremento da doença dentária seja tratado o mais cedo possível, de acordo com o diagnóstico correto e a eficiência operacional, de modo a que não haja acumulação de necessidades dentárias para além do mínimo. [2]

Vantagens

1. Prevenir o envolvimento pulpar e a perda de dentes
2. Económico
3. As doenças periodontais são identificadas numa fase precoce
4. Os programas preventivos podem ser realizados numa base periódica
5. Hábito de regresso periódico

Desvantagens

1) Atenção aos dentes decíduos

2) A psicologia e a evolução dos padrões da vida familiar moderna são as bases dos cuidados incrementais na primeira infância

3) Aumento da probabilidade de interrupção do programa de saúde dentária das crianças

4) Inércia na procura de cuidados dentários privados .[1]

Cuidados dentários completos

Trata-se da satisfação das necessidades dentárias acumuladas no momento em que um grupo populacional é integrado no programa (cuidados iniciais) e da deteção e correção de novos aumentos de doenças dentárias numa base semestral ou periódica (cuidados de manutenção) . [2]

Avaliação

A avaliação é um instrumento poderoso que pode ser utilizado para informar e reforçar o programa de saúde escolar. A intervenção educativa foi bem sucedida na melhoria da sensibilização para a saúde dentária da maioria das crianças. [83]

Tipos de avaliação

A avaliação do processo e a avaliação dos resultados são os dois principais tipos de avaliação que são mais relevantes para a avaliação das iniciativas no domínio da saúde escolar.

Avaliação do processo

Avalia o que e em que medida a intervenção está planeada ou não, foi implementada, a quem e quando. Fornece informações sobre os progressos realizados em relação ao objetivo do programa e identifica os factores que facilitam ou dificultam a execução. [2]

Avaliação dos resultados

Mede os resultados do programa.

-Avalia o que foi conseguido com a intervenção?

- Gama de resultados adequada ?

-Necessidade de refletir sobre a natureza da intervenção e o prazo para a mudança

NÃO deve basear-se apenas em medidas clínicas [84]

Na avaliação de resultados

Na escola

- critérios normalizados para a avaliação de cáries
- registados ao nível das lesões iniciais

mas também é possível a comunicação ao nível da cavitação [85]

Objetivo

- Para provar os efeitos de uma intervenção

- demonstrar o sucesso de uma intervenção

- ter em conta os meios que foram

investido

- Para melhorar a qualidade de uma intervenção

- descobrir porque é que uma ação funciona (ou não)

- identificar os pontos fortes e fracos

- melhorar as capacidades e a motivação das pessoas envolvidas [86]

Conclusão

Os programas de saúde dentária escolar são apenas um aspeto dos programas globais de saúde pública dentária e devem, tanto quanto possível, ser aliados a outros programas de prevenção e educação.

No entanto, os programas de tratamento dentário podem ser iniciados isoladamente. A maioria destes programas é administrada pelo governo a um determinado nível e este deve assegurar que todas as crianças que frequentam a escola tenham acesso a cuidados dentários o mais rapidamente possível.

Existe uma base sólida para argumentar que, com recursos limitados para crianças pequenas, os programas preventivos baseados na escola podem ser implementados eficazmente em grande medida. Se as crianças em idade escolar mantiverem uma boa saúde dentária, será relativamente fácil manter a sua saúde dentária na vida adulta. Assim, o padrão de frequência regular de consultas dentárias no início da vida manter-se-á após a idade escolar.

Chegou o momento de analisar mais de perto todas as acções e oportunidades possíveis para prestar cuidados dentários adequados, juntamente com uma boa educação para a saúde oral. Estas podem ser levadas a cabo com um planeamento adequado, execução, monitorização e avaliação sistemática através de uma equipa de saúde dentária escolar bem organizada.

Por vezes, existem limitações e também razões para não conseguir implementar eficazmente esses programas de saúde pública através de actividades de saúde escolar, a não ser que esses programas sejam considerados prioritários, tendo em conta as restrições financeiras, a falta de mão de obra e os problemas administrativos.

Por conseguinte, um dos primeiros passos para organizar um programa de saúde dentária a nível escolar é a formação de um conselho de saúde dentária escolar constituído por profissionais, autoridades escolares, professores e pais. Assim, convencer o público e a comunidade de que a saúde oral é uma parte importante da sua saúde geral e que deve ser praticada desde a idade escolar para ser eficaz e significativa.

O rastreio dentário escolar foi capaz de estimular a frequência dentária. O forte efeito entre o grupo socioeconómico mais baixo mostra que o rastreio dentário escolar pode ser utilizado para diminuir as desigualdades em matéria de saúde dentária. O rastreio e a motivação baseados na escola melhoram significativamente a percentagem de crianças que procuram tratamento dentário gratuito numa escola dentária.

Os programas de saúde oral nas escolas são fundamentais para melhorar a saúde oral das crianças, aumentando o acesso e eliminando as barreiras aos cuidados para todas as crianças. As crianças de comunidades onde o acesso a cuidados dentários é um problema beneficiam especialmente do programa escolar.

Os programas de saúde oral baseados na escola reduzem estas barreiras aos cuidados, fornecendo serviços dentários preventivos e, em alguns casos, restauradores na escola, onde a criança pode aceder facilmente a esses serviços. Embora os programas de saúde oral baseados na escola possam causar uma pequena perturbação enquanto estão nas escolas, em geral as escolas também beneficiam.

Na verdade, os alunos perdem menos tempo de aulas quando os serviços dentários são prestados no local, e os alunos estarão mais saudáveis e prontos para aprender. Estas colaborações entre os programas de saúde oral baseados na escola e as escolas comunitárias ou distritos escolares são, portanto, "parcerias vantajosas para todos" que colocam os alunos no caminho para uma boa saúde oral e geral, beneficiando-os ao longo das suas vidas.

As escolas têm uma grande influência no estado de saúde oral das crianças e há muitos anos que existem programas de educação para a saúde oral nas escolas. A falta de provas do impacto positivo a longo prazo destes programas levou ao desenvolvimento de uma nova abordagem à promoção da saúde oral nas escolas - Escolas Promotoras de Saúde Oral.

Os serviços de saúde escolar contribuem para os objectivos tanto do sistema educativo como do sistema de cuidados de saúde O programa coordenado de saúde escolar oferece a oportunidade de prestar os serviços e os conhecimentos necessários para permitir que as crianças sejam alunos produtivos e desenvolvam as competências necessárias para tomar decisões em matéria de saúde para o resto das suas vidas.

Referências

1. Marya C. M. Livro-texto de odontologia em saúde pública. 2011. 1st edition. Publicação Jaypee. Número da página: 240-241.
2. Hiremath S. Medicina dentária preventiva e comunitária. 2011. 2nd edition. Publicação da Elsevier. Número da página: 257 - 258.
3. Ganesh M. et al. Programa de saúde dentária nas escolas : Um potencial ainda por explorar? Jornal da Faculdade e Hospital de Medicina Dentária de Ahmedabad. 1(1). março-agosto de 2010. Número da página: 22-28.
4. Shenoy R.P. , Sequeira P. S. Eficácia de um programa de educação dentária escolar na melhoria dos conhecimentos de saúde oral e das práticas e estado de higiene oral de crianças de 12 a 13 anos . Ano : 2010. Volume : 21. Edição : 2. Página : 253-259.
5. Peter S. Essentials of preventive and community dentistry (Fundamentos da medicina dentária preventiva e comunitária). 2007. 3rd edition. Publicação Arya. Número da página: 545 546.
6. Kwan S. Y. et al . Escolas promotoras de saúde: uma oportunidade para a promoção da saúde oral. Volume: 83. Número: 9. setembro de 2005. Page: 641-720.
7. Garbin C. et al. Educação para a saúde oral nas escolas: promover

agentes de saúde. Int J Dent Hygiene 7. 2009. 212-216.

8. Hebbal M ., Nagarajappa R. Does school- based dental screening for children increase follow-up treatment at dental school clinics? Jornal de educação dentária. Ano:2005. Volume:69. Número:3. Número da página: 382-386.

9. Roder D. M. et al. Avaliação da educação para a saúde dentária num centro de saúde dentária escolar programa. Revista de odontologia de saúde pública. Vol:38. N 1- inverno 1978. Número da página: 44-58.

10. Bertness J. , Holt K. Promover a saúde oral na escola: um guia de recursos - abril de 2009. Centro nacional de recursos de saúde oral materno-infantil.
Número da página: 1-14.

11. Pinho C.M. Saúde Oral Comunitária.1997. 1st edition. Número da página: 247-248.

12. Park k. Park "s textbook of preventive and social medicine 2009. 20th edition. Publicação de Banarsidas Bhanot. Número da página: 775-776.

13. Dunning J.M. Principles of Dental public Health (Princípios de

Saúde Pública Dentária). 4th edition. Número da página: 50-51

14. Coates D. E. et al. Dental Therapists and Dental Hygienists Educated for the New Zealand Environment (Terapeutas dentários e higienistas dentários formados para o ambiente da Nova Zelândia). Journal of Dental Education, agosto de 2009, *Volume 73, Número 8:* 1001-1008.

15. Divisão de Saúde Oral, Ministério da Saúde da Malásia. Through the Dental Mirror: A History of Dentistry in Malaysia (Através do espelho dentário: uma história da medicina dentária na Malásia). Segunda edição, 2003

16. Iniciativa global de saúde escolar WWW,who int/school-youth- health/gshi/en/.

17. Directrizes de implementação do Programa Nacional de Saúde Escolar. Ministério Federal da Educação da Nigéria.

18. WWW.unicef.org/nigeria/sch.health.prog.pdf.

19. Programa de saúde escolar em Manipur ao abrigo do NRHM da Índia. Clássico . Kanglaonline. Com/Index. Php.

20. População da Índia em 2013

WWW.indiaonlinepages.com/population/india current-population.htm. em 21/12/2013.

21. Saúde oral WWW.who.int/mediacentre/factsheets/fs318/in/ em 21/12/2013.

22. MaloclusãoW.W.W.childrenshospital.org/health.topics/conditions/ malocclusion em 22/12/2013.

23. Ali S. M., Qureshi R., Jamal S. Prevalência de fibrose submucosa oral e uso de tabaco e produtos afins entre os estudantes do sexo masculino. Pakistan Oral & Dental Journal Vol 31, No. 2 (dezembro de 2011):384-387.

24. Gupta PC, Sinor PN, Bhonsei RB. Fibrose submucosa oral na Índia: Uma nova epidemia? Jornal Médico Nacional da Índia 1998:11(3):113-116

25. Iniciativa global de saúde escolar WWW. Who.int/ school-youth- health/gshi/en/ em 28/12/2013.

26. Lynagh M. et al School Health Promotion Programs Over the Past Decade: A Review of the Smoking, Alcohol and Solar Protection Literature. Oxford Journals. Medicine Health Promotion International Volume 12. Issue 1 Pp.43-60.

27. Moon A. M. Helping schools to become health-promoting

environments- an evaluation of the Wessex Healthy Schools Award (Ajudar as escolas a tornarem-se ambientes promotores da saúde - uma avaliação do Prémio Escolas Saudáveis de Wessex). Oxford Journals Medicine Health Promotion International Volume 14,, **Issue 2** Pp. 111122.

28. Tipos de ambientes saudáveis WWW.who.int/health-setting/types/schools/en/ em 28/12/2013.

29. https://web.multco.us/health/school programa de fluoretos em 6/01/2014.

30. Centros de Controlo e Prevenção de Doenças. Recommendations for using fluoride to prevent and control dental caries in the United States (Recomendações para a utilização de flúor na prevenção e controlo de cáries dentárias nos Estados Unidos). *MMWR Recomm Rep.* 17 de agosto de 2001;50(RR-14):1-42. 008.

31. Marinho VCC, Higgins JPT, Logan S, Sheiham A. Fluoride mouthrinses for preventing dental caries in children and adolescents. *Cochrane Database Syst Rev.*

2003;(3):CD002284. oi:10.1002/14651858.CD00284.

32. Beauchamp J., Caufield P., Crall J. et al. Evidence based Clinical Recommendations for the Use of Pit and Fissure Sealants (Recomendações clínicas baseadas na evidência para a utilização de selantes de fossas e fissuras). JADA 139:257-268,

33. Departamento de Saúde Pública Dentária WWW. dental.pitt.edu./dph/index.

Php em 6/01/2014.

34. Os objectivos do Programa Mundial de Saúde Oral da OMS

WWW.who.int/oral.health/objective/en/ em 6/01/2014.

35. Stella YL Kwan, et al. Escola promotora de saúde; uma oportunidade para a promoção da saúde oral: Boletim da OMS (2005).

36. Contento I, Balch GI, Bronner YL, et al. Educação nutricional para crianças em idade escolar. J Nutr Educ 1995;27(6):298-311. .

37. Política e epidemiologia da saúde oral

http ://hsdm. harvard. edu/

38. Levandoski C , Watson JG The Tattle Tooth Program: the payoff is promising. Dent J 1976 Feb;94(2):8-12

39. John K. e Michael S. THETA: Teenage health education teacher assistants .vol-6 issue-3:21-22

40. Saúde dentária das crianças de Yukon WWW.hss.gov.yk.ca/dental.php em 30/01/2014

41. Jordan A. Askov, Minnesota, programa de demonstração dentária. Vol -9.

Número 1. Páginas- 3-9

42. Cone S.S. e Williard M. Programa de Auxiliar de Saúde Dentária do Alasca Int J Circumpolar Health 2013,72:1-5

43. Carolina do Norte WWW.ncdhhs.gov/dph/oral health/about us/history.htm em 30/01/2014

44 Larsen CD, Larsen MD, Handwerker LB, Kim MS, Rosenthal M. A comparison of urban school- and community-based dental clinics.J Sch

Saúde. 2009 Mar;79(3):116-22

45. Os Centros de Saúde Escolares colhem benefícios.

www.governing.com/topics/health-human-services/gov-school-based- health-centers-reap-benefitsas em 5/02/2014

46. Cuidados de saúde oral nas escolas - uma opção para as crianças do Michigan www.smilemichigan.com em 5/02/2014

47. W.W.W. smile-mohkw.com/Index php em 24/02/2014

48. Programa de saúde oral nas escolas Kuwait-Forsyth W.W.W.mah.se/up load/FAKULTETER/OD em 24/02/2014

49. Ariga J. · Al-Mutawa S. · Nazar H. Programa de saúde bucal escolar no Kuwait , 2013. Vol. 0, No. 0,:1-4

50. Behbehani JM, Scheutz F: Saúde oral no Kuwait. Int Dent J 2004;54:401- 408.

51. Sobre o Programa Nacional de Saúde Oral child.nohp.org.in/about a 27/02/2014

52. Colgate Sorrisos Brilhantes, Futuros Brilhantes W.W.W. colgate.co.in em 27/02/2014

53. Cuidar dos seus dentes .w.w.w.colgate.com/app a 2/03/2014

54 Jackson RJ[1] , Newman HN, Smart GJ, Stokes E, Hogan JI, Brown C, Seres J.The effects of a supervised toothbrushing programme on the caries increment of primary school children,

initially aged 5-6 years.Caries Res. 2005 Mar- Apr;39(2):108-15

55 Escovagem de dentes na escola w.w.w.designedtosmile.co.uk em 2/03/2014

56 Lunn HD[1] , Williams AC. O desenvolvimento de um programa de escovagem de dentes numa escola para crianças com dificuldades de aprendizagem moderadas e graves. . Saúde Dentária Comunitária. 1990 Dec;7(4):403-6

57. Toothbrushing program.w.w.w.health .qld.gov.an as on 3/03/2014

58. programa de escovagem de dentes.w.w.w.fs.gov.nu.ca em 4/03/2014

59. directrizes dentárias.w.w.w.bradford.nhs.uk em 4/03/2014

60. Recomendações para a utilização de flúor na prevenção e controlo da cárie dentária nos Estados Unidos. *MMWR Recomm Rep.* 2001;50(RR-14):1-42.PMID 11521913. Resumo: *CDC,* 2007-08-09.

61. Pizzo G, Piscopo MR, Pizzo I, Giuliana G. Community water

fluoridation and caries prevention: a critical review. *Clin Oral Investig.* 2007;11(3):189-93.

62. Lamberg M, Hausen H, Vartiainen T. Sintomas sentidos durante períodos de fluoretação real e suposta da água. *Community Dent Oral Epidemiol.* 1997;25(4):291-5.

63. Parnell C, Whelton H, OMullane D. Water fluoridation. *Eur Arch Paediatr Dent.* 2009;10(3):141-8.

64. Indermitte E, Saava A, Karro E. Exposure to high fluoride drinking water and risk of dental fluorosis in Estonia (Exposição a água potável com elevado teor de flúor e risco de fluorose dentária na Estónia). Int J Environ Res Public Health. 2009; 6:710-21.

65. . Avery KT, Shapiro S, Biggs JT. School water fluoridation. J Sch Health. 1979 Oct;49(8):463-5

66. Programa de fluoreto escolar. Public.health.oregon.gov. em 4/03/2014

67. OraFDental Health. Chfs.ky.gov/as em 4/03/2014

68. Saxena S., Sahay A., e Goel P Efeito da exposição ao flúor na inteligência de crianças em idade escolar em Madya Pradesh, Índia J Neurosci Rural Pract. 2012 May-Aug; 3(2): 144-149

69. Marinho VCC, Higgins JPT, Logan S, Sheiham A. Fluoride mouthrinses for preventing dental caries in children and adolescents. Cochrane Database Syst Rev. 2003;(3):CD002284. doi:10.1002/14651858.CD00284.

70. Centros de Controlo e Prevenção de Doenças. Recommendations for using fluoride to prevent and control dental caries in the United States (Recomendações para a utilização de flúor na prevenção e controlo da cárie dentária nos Estados Unidos). 17 de agosto de 2001;50(RR-14):1-42.

71. Programa de fluoreto escolar. Public.health.oregon.gov. em 5/03/2014

72. Adair SM. Evidence-based use of fluoride in contemporary pediatric dental practice. Pediatr Dent 2006:28(2):133-42

73.School-Based Dental Sealant Programs. h ttp ://www.cdc. gov/oralhealth/dental sealant program as on 5/03/2014

74. Programa Nacional de Almoço Escolar http://www.fns.usda.gov/nslp/national-school-lunch-program em 6/03/2014

75. Chutani AM. Programa de almoço escolar na Índia: antecedentes, objectivos e componentes. Asia Pac J Clin Nutr. 2012;21(1):151-4

76. Ramya K , KVV Prasad KVV, Niveditha H Public oral primary preventive measures: Uma perspetiva indiana J. Int Oral Health 2011 Volume 3; Issue 5

77. Miglani DC, Rajeshkar A, Rao AVV. Dental Health education as related to prevention of dental diseases in India (Educação em saúde dentária relacionada com a prevenção de doenças dentárias na Índia). Journal of the Indian Dental Association 1975; 311-327.

78. Sheiham A. Oral health, general health and quality of life (Saúde oral, saúde geral e qualidade de vida). Boletim da Organização Mundial de Saúde 2005; 83(9): 644-45.

79. Nanda Kishor KM. Implicações para a saúde pública da saúde oral -inequidade na Índia. J. Adv Dental Research 2010; 1(1): 1-9.

80. Monse B, Naliponguit E, Belizario V, Benzian H, Helderman WVP Pacote de cuidados de saúde essenciais para crianças - o programa "Fit for School" nas Filipinas. International Dental Journal 2010; 60: 85-93.

81. Menon I, Parkash H Global Health Education, a Path to Productivity and Awareness - an Indian Perspective Global Journal of Health Science Vol. 3, No. 2; outubro de 2011

82. Goel, P., Sehgal, M., & Mittal, R. Evaluating the effectiveness of school based dental health education programs among children of different socioeconomic groups. J Ind Soc Prevov Prev Dent, 2005 131-135.

83. Sumit K, Sandeep Kumar S, Saran A e Dias FS, sistemas de prestação de cuidados de saúde oral na Índia: uma visão geral 2013 vol. 3 (2) maio-agosto, pp.171-178

84. Goel P, Sehgal M, Mittal R. Evaluating the effectiveness of school-based dental health education program among children of different socioeconomic groups. J Indian Soc Pedod Prev Dent. 2005 Sep;23(3):131-3

85. http://www.nationaloralhealthconference.com em 21/03 2014

86. http ://www. eadph. or g em 21/03/2014

87. http://www.eadph.orga em 22/03 2014

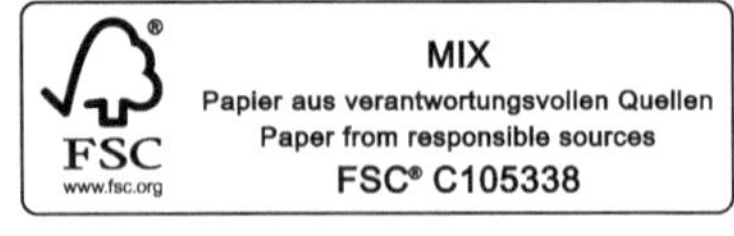

Printed by Books on Demand GmbH, Norderstedt / Germany